図解

一生、薬がいらない体のつくり方

医学博士
岡本 裕

JN202372

三笠書房

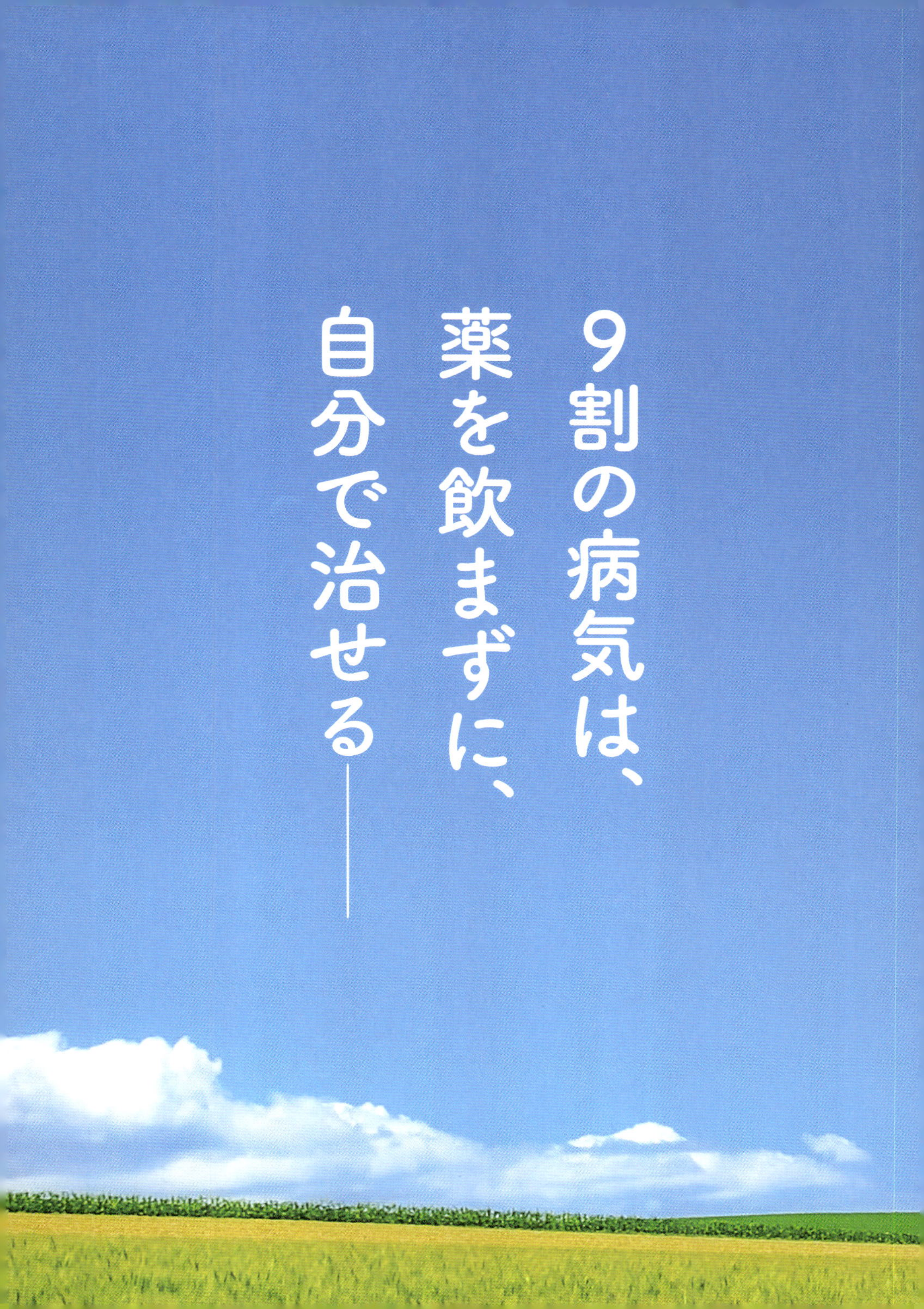
9割の病気は、
薬を飲まずに、
自分で治せる——

「薬に頼らないこと」こそが、「長生き元気」の秘訣――

「何だか体の調子が悪い……」

そんなとき、あなたならどうしますか？

答えを聞くだけで、その人が「元気で長生きする」か、「不健康で早死にする」か、おおよその見当がつきます。

「すぐに薬を飲む」――。

こう答えた人は、要注意です。調子が悪いときに薬に

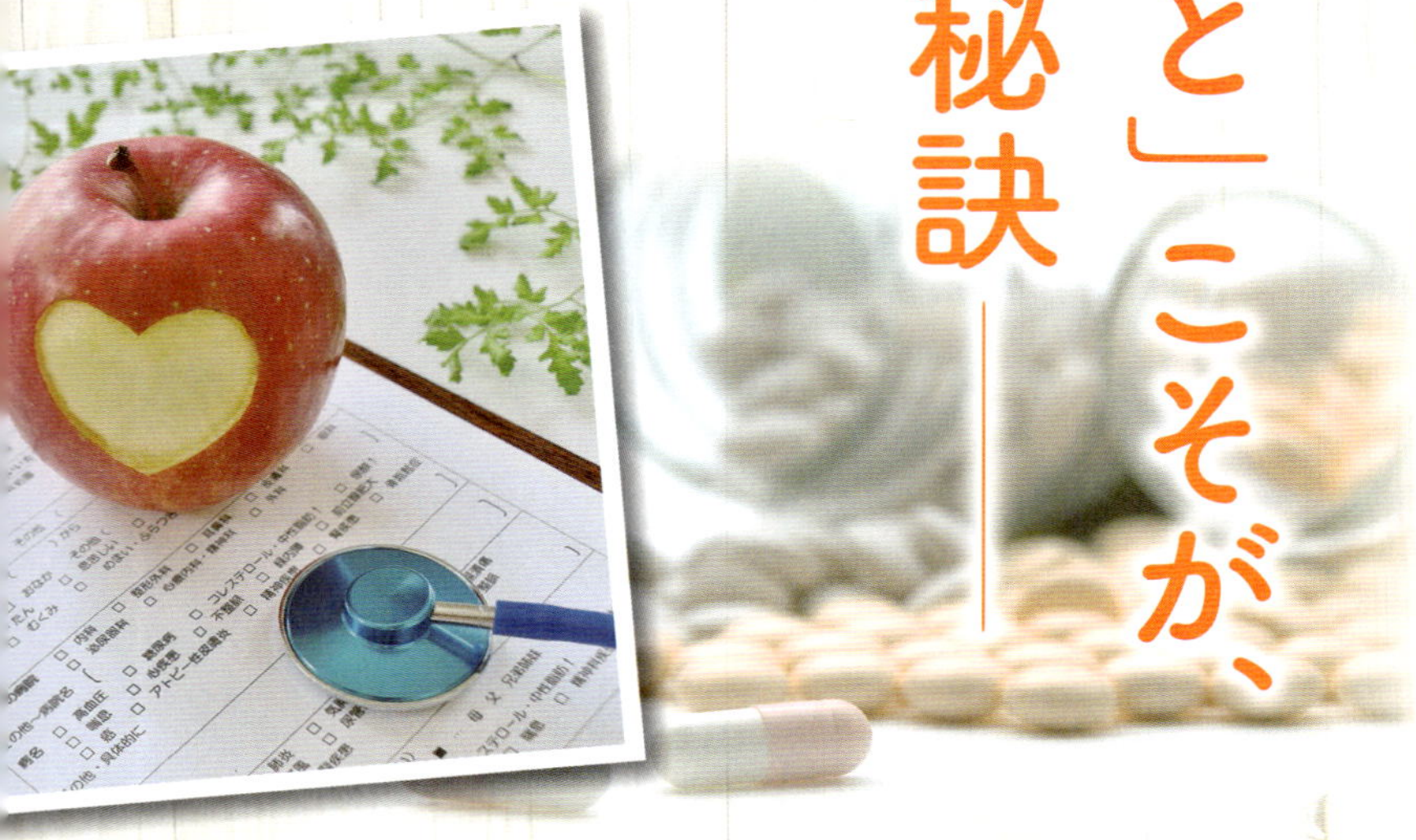

頼ろうとする人は、元気で長生きできる可能性がぐっと低くなってしまうのです。

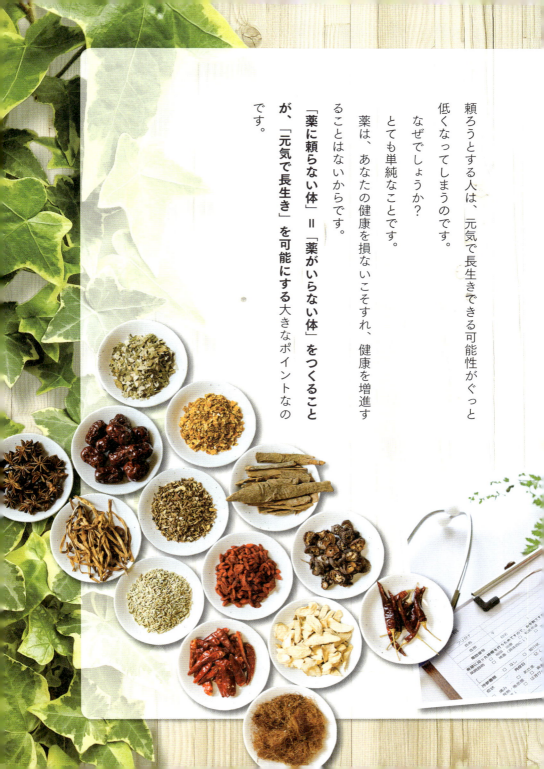

なぜでしょうか？

とても単純なことです。

薬は、あなたの健康を損ないこそすれ、健康を増進することはないからです。

「薬に頼らない体」＝「薬がいらない体」をつくることが、「元気で長生き」を可能にする大きなポイントなのです。

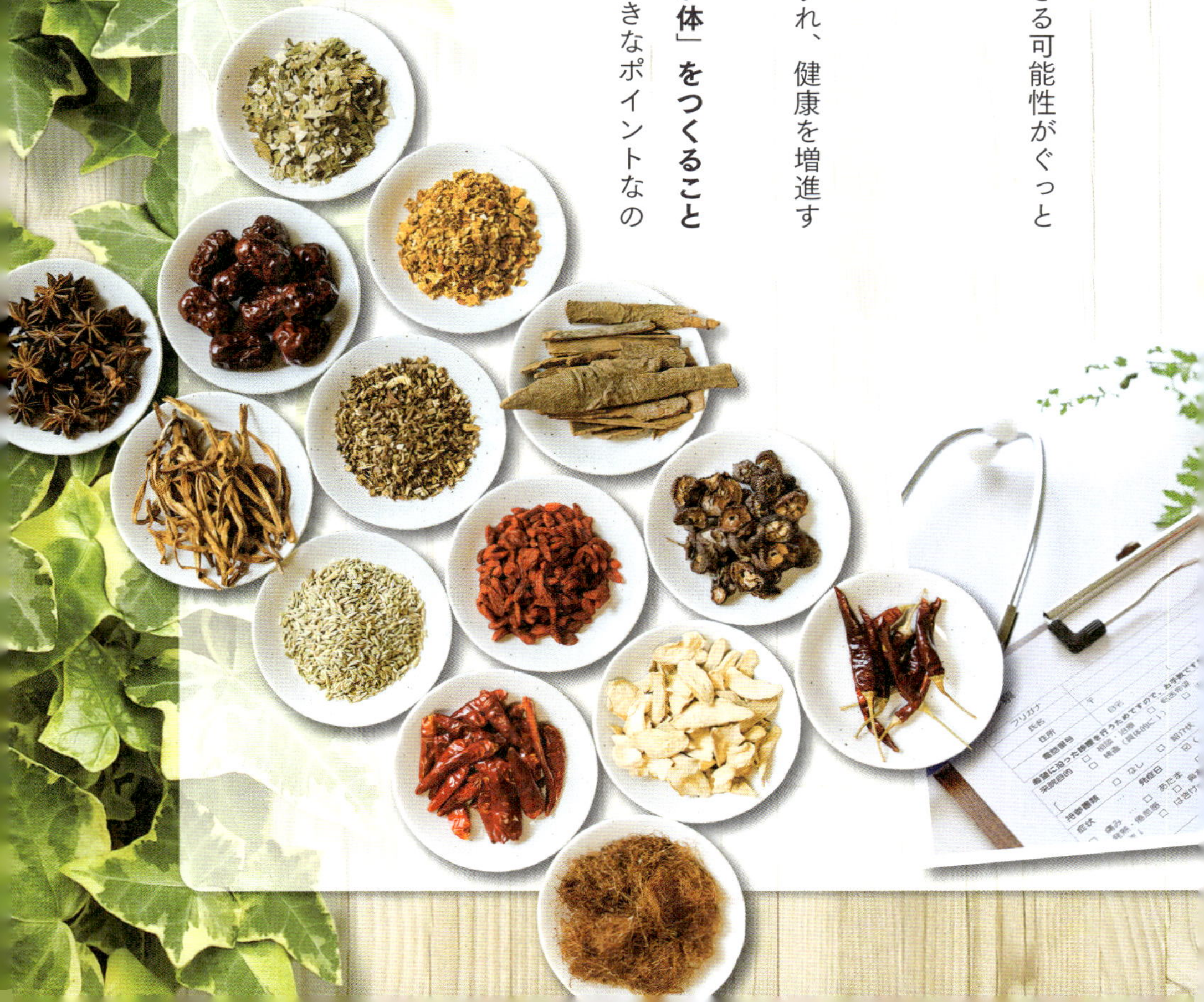

「薬がいらない体」とは、「免疫力が高い体」のこと

ハッキリ言いましょう。

長生きする人は、体が丈夫だから長生きするのではありません。**必要最低限しか薬を飲まない**から、長生きするのです。

必要のない薬を飲みすぎたために、健康寿命を縮めてしまったと言えるケースは、多々あります。

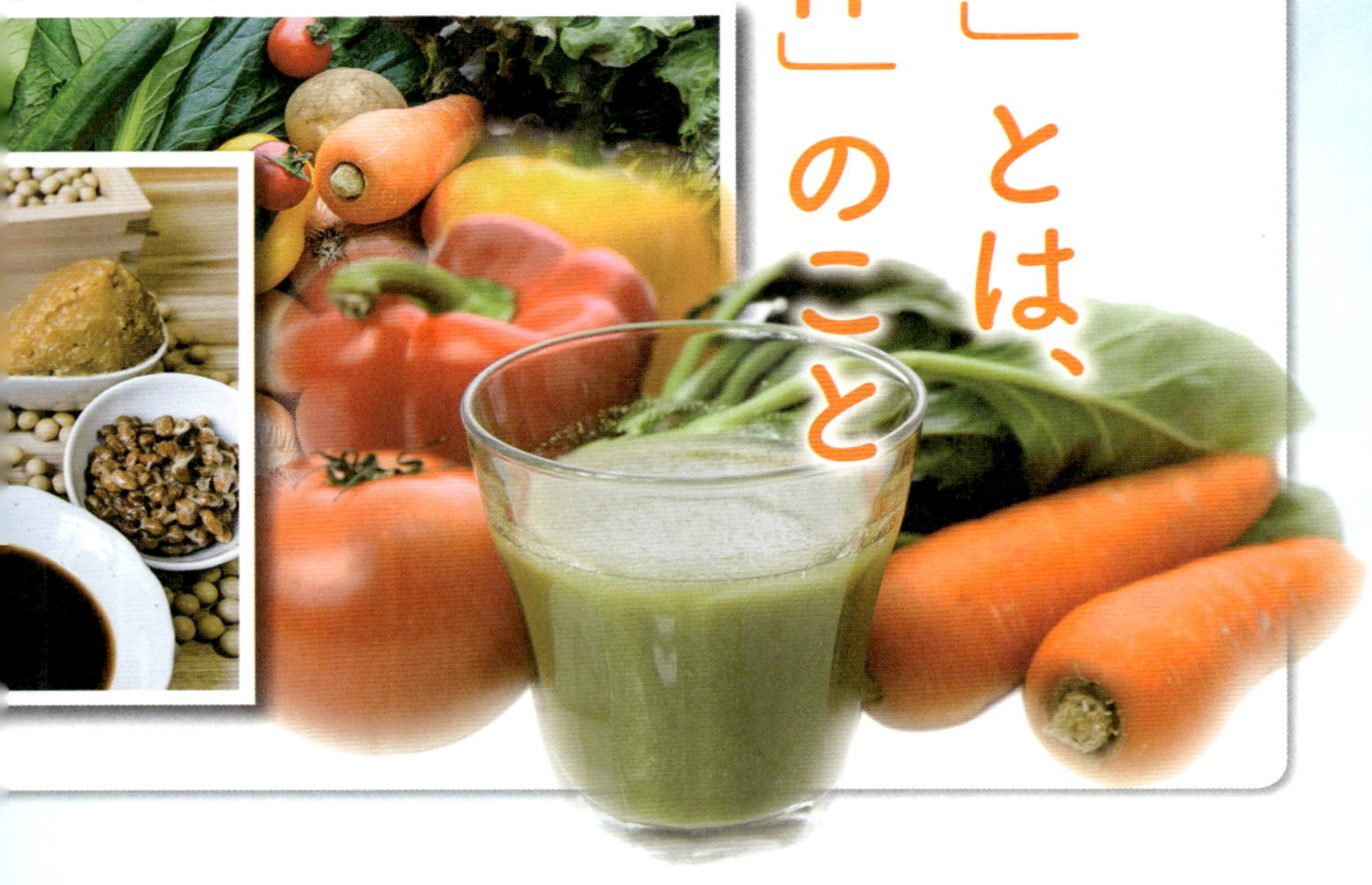

薬を飲めば、たしかに、つらい症状はたちどころに消えるでしょう。しかし、結果的には体の免疫力を下げてしまうのです。

このように**体本来の力を阻害するのが、薬のもっとも恐ろしいところ**です。

だからこそ、「薬がいらない体」、すなわち「**免疫力（自己治癒力）の高い体**」をつくることが、「元気で長生き」のために絶対不可欠なのです。

そんな体をつくっていけば、薬を飲んでいる人は、すぐさま薬と決別できます。薬を飲んでいない人は、一生、「薬とは縁のない人生」となるでしょう。

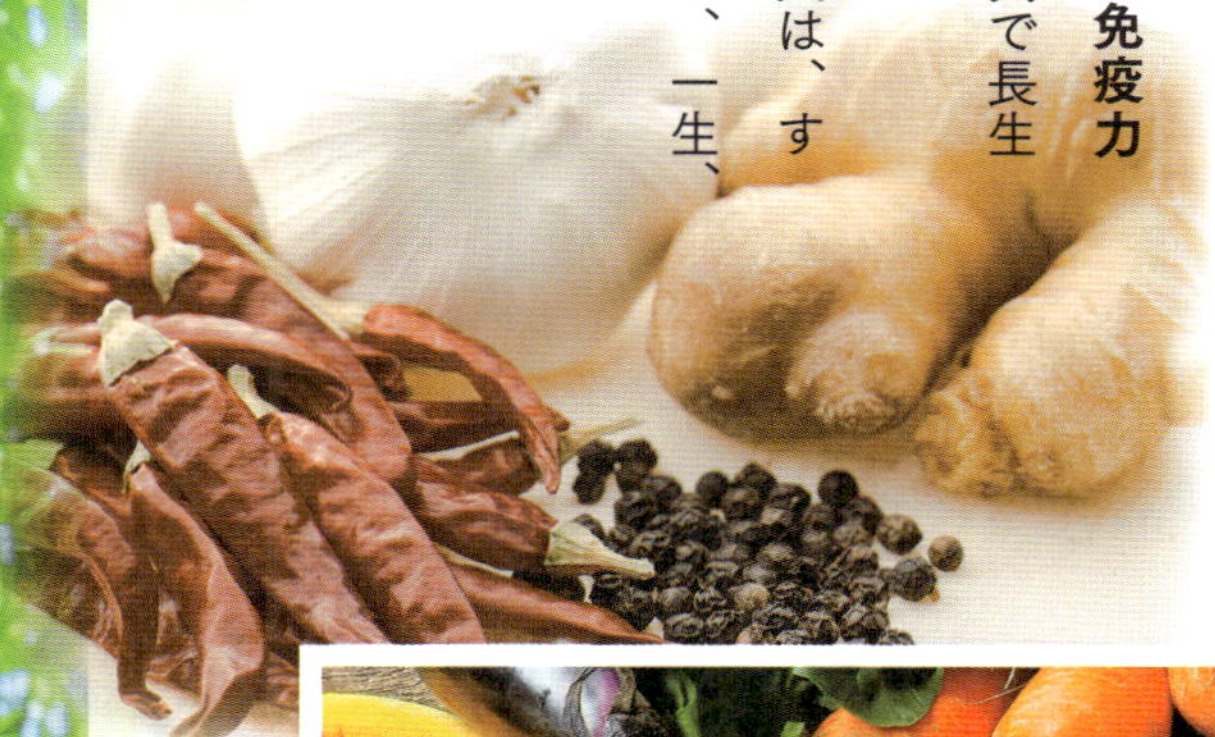

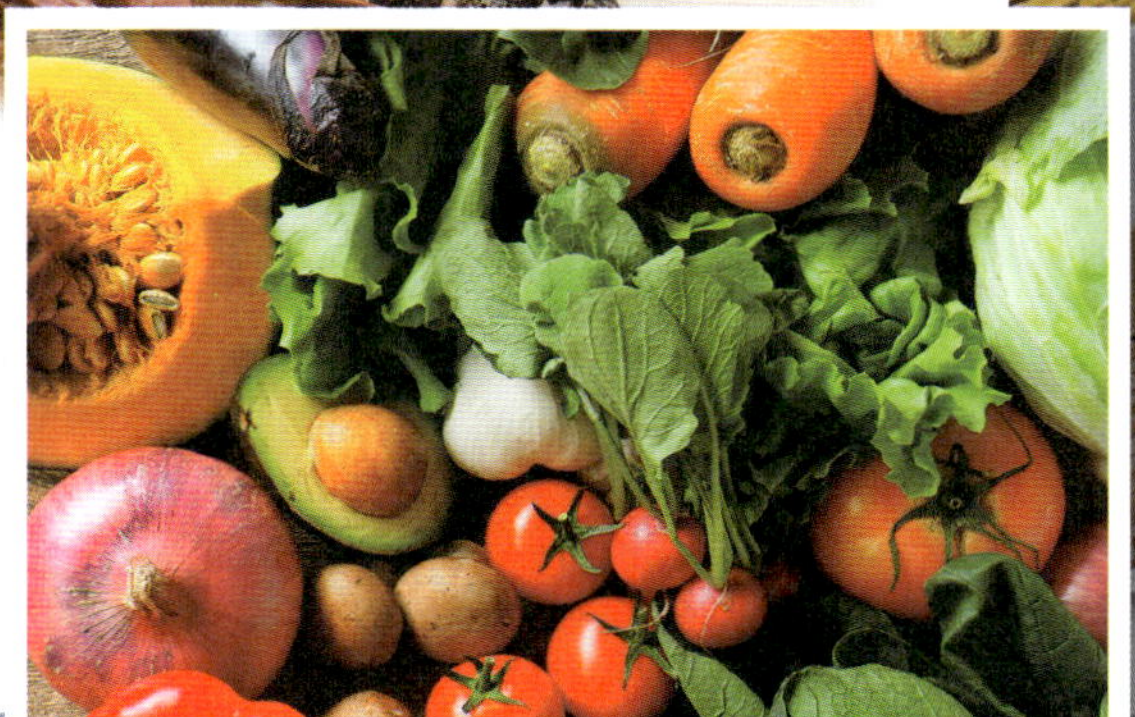

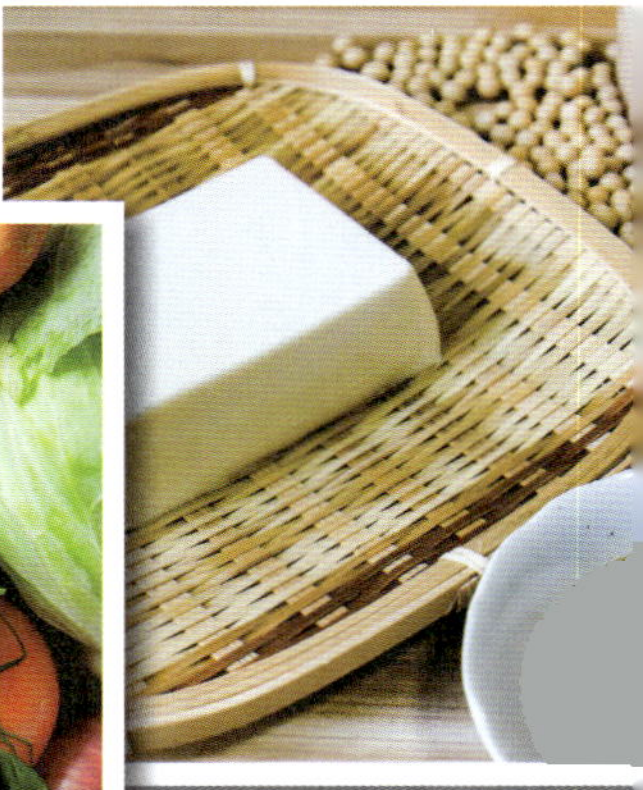

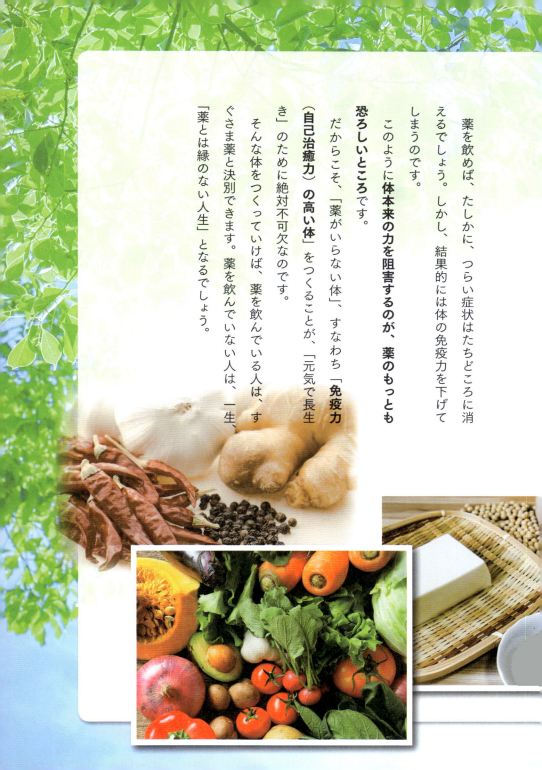

今日から、「免疫力を高める」生活を始めよう！

「免疫力を高める生活」を習慣にする。

これこそが、「一生、薬がいらない体」＝「元気で長生きできる体」をつくる最大の秘訣です。

本書では、今現在、薬を飲んでいる方には、実際に「薬をやめる方法」も紹介しながら、「自分で免疫力を高める簡単な方法」を集めました。

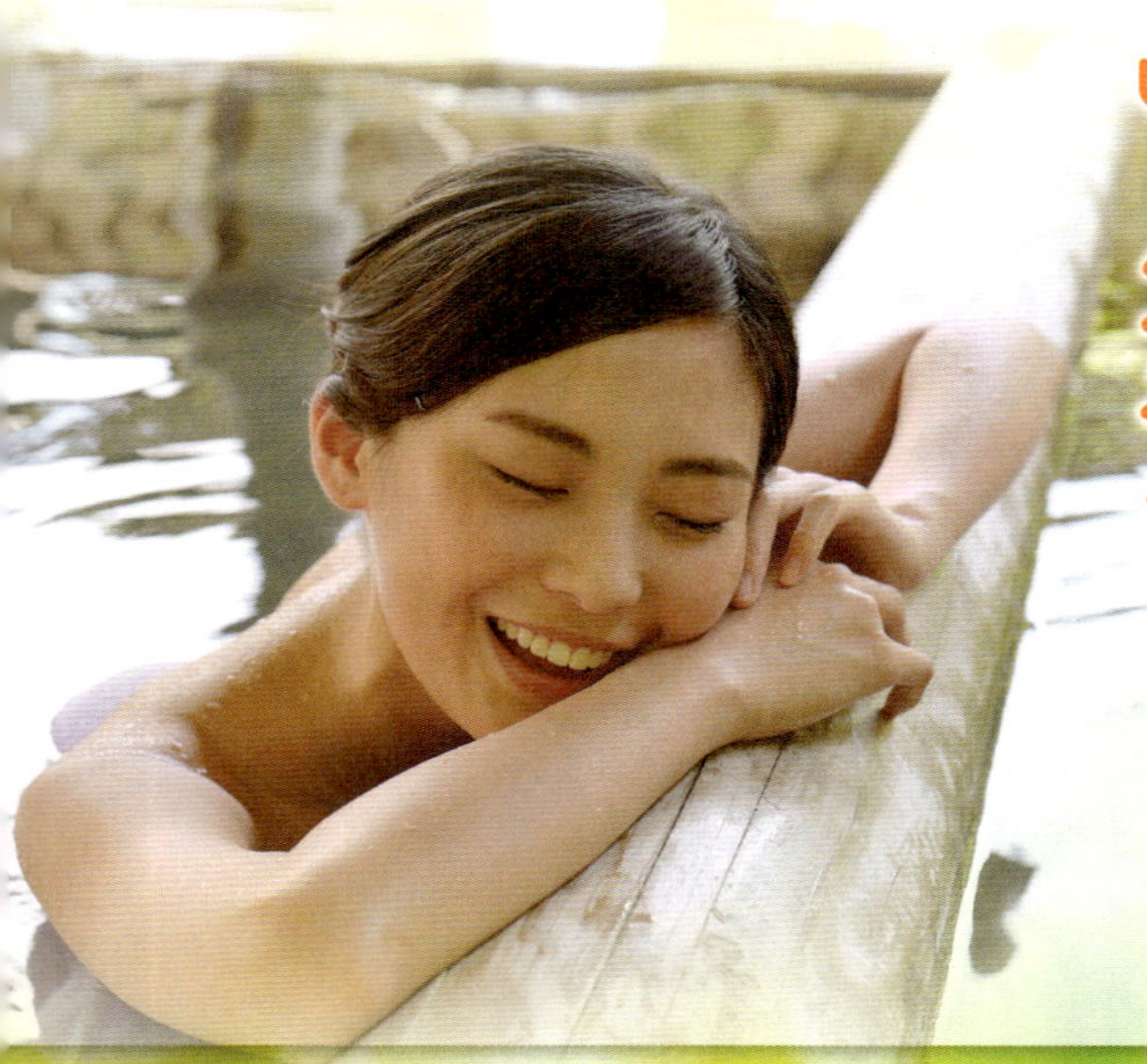

たとえば、「**2分間、爪をもむ**」――。

簡単すぎて驚かれるかもしれませんが、これは、免疫力を高めるもっとも手っとり早い方法です。

指先には、「自律神経のツボ」が集まっています。そこを刺激することで**自律神経のバランスが整えられ、自ずと免疫力が高まる**、というわけです。

ほかにも、「お腹を意識して深呼吸する」「お風呂で温冷浴をする」などなど、簡単な方法が満載です。

ぜひ、あなたも、体が本来持っている免疫力を、ぐんぐん高めていってください。

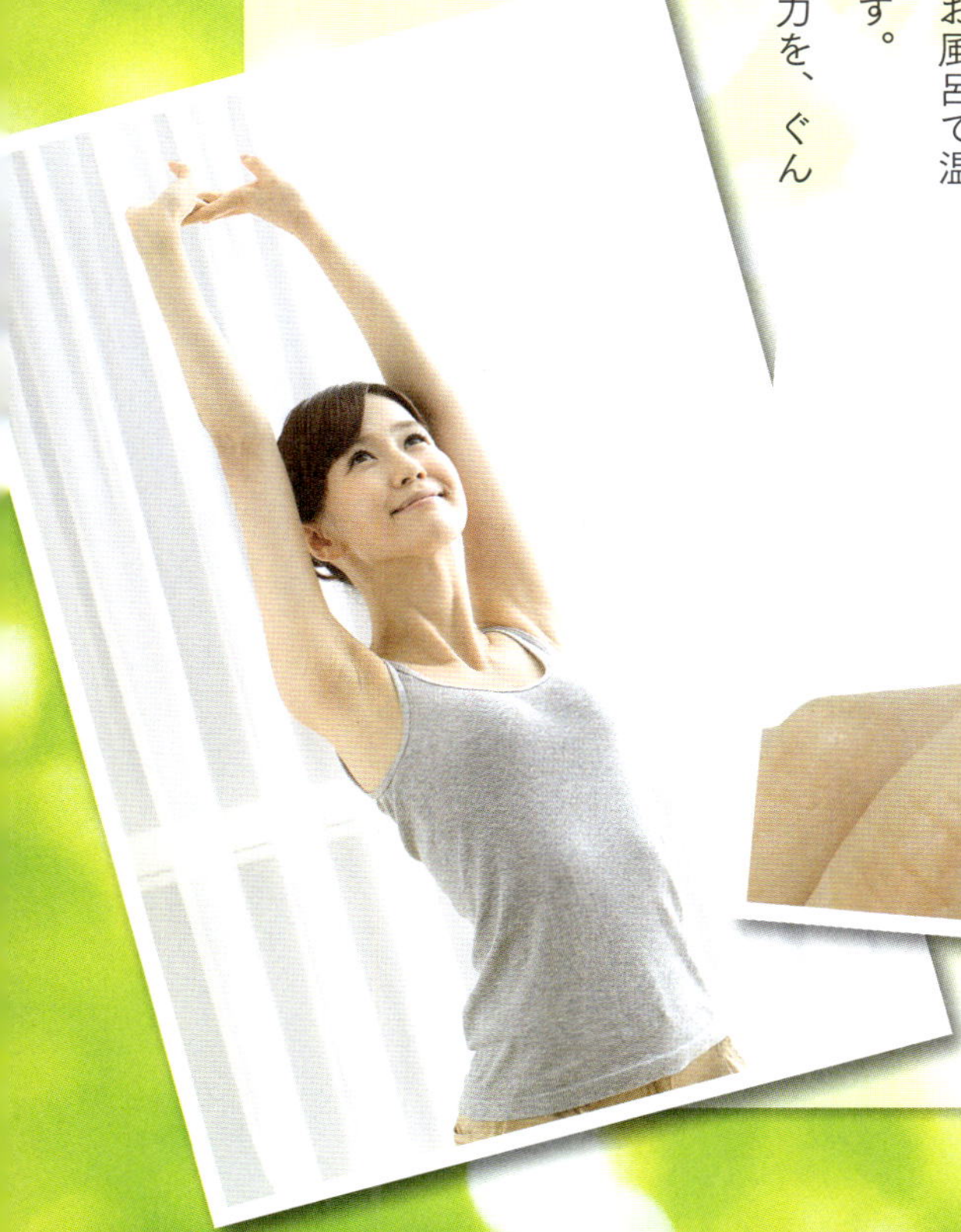

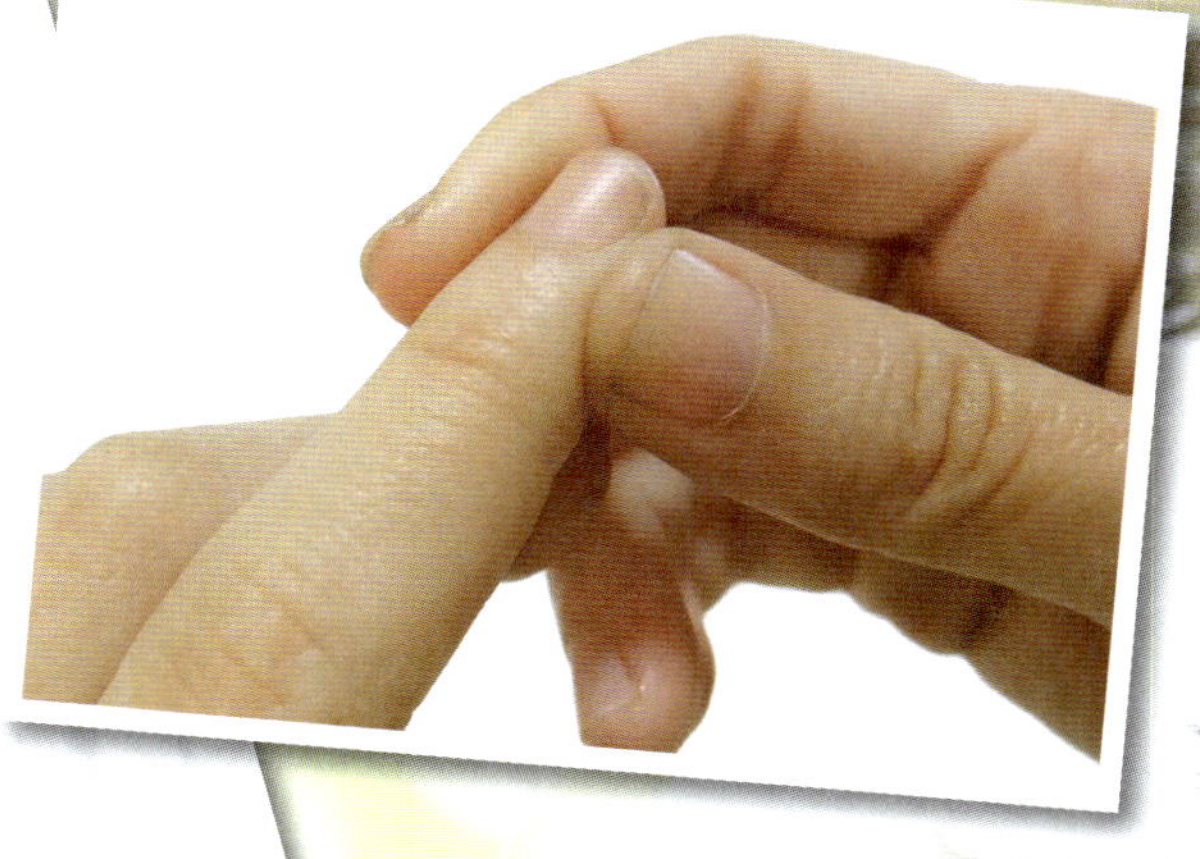

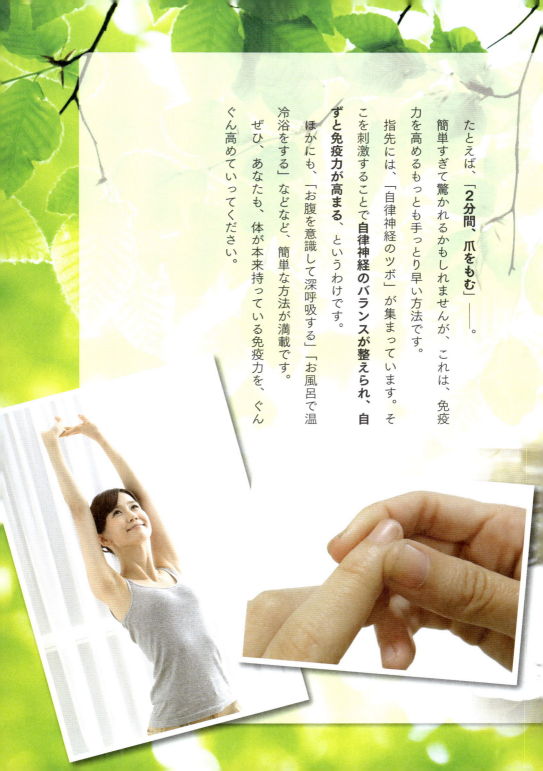

『図解 一生、薬がいらない体のつくり方』 もくじ

1章 「薬がいらない体」だから元気で長生きできる！

2章 今日から始める「薬がいらない体」のつくり方

3章 実践！「医者に頼らない生活」の始め方

4章 医者いらず――「9割の病気」を自分で治す法

5章 「病院に行く前に」これだけは知っておく！

編集協力……小松事務所
本文DTP……宇那木デザイン室
本文イラスト……高村あゆみ

1章

「薬がいらない体」だから元気で長生きできる!

01

「頭痛に頭痛薬」では頭痛は治らない

質問です。薬で病気が治ると思いますか？

仮に今、あなたがひどい頭痛で困っているとします。おまけに大事な会議が目前に迫っているとしたら――。

頭痛薬のCMにでも使えそうな状況設定ですが、ここで頭痛薬を飲めば、たちどころに頭痛は収まります。

ですがこれは、厳密に言えば、頭痛の症状、つまり「痛み」を止めただけであり、「頭痛の原因そのもの」を治したことにはなりません。

では、薬とは、何のためにあるのでしょうか。

ひと言で言えば、**薬の服用は「その場しのぎ」――やむを得ないときの応急処置です。**

しかし、喘息の発作や食物アレルギーが起こったとき、「その場しのぎ」の薬が命を救うこともあります。

ただ、常用するとなると、話はまったく別です。頭痛薬の常用が、ガンを引き起こす場合もあるからです。

ガンにまでならなくても、頭痛薬（消炎鎮痛剤）のヘビーユーザーには、免疫を担う細胞であるリンパ球の数が極端に低下している人も非常に多いのです。

このように**安易に薬に頼ることをつづけると、とんでもない病気を招く**かもしれません。

「薬」は何のためにあるのか?

たとえば、頭痛で困っているとき――

すぐに
頭痛が収まる!

正しい使い方 ▶ **薬は「その場しのぎ」のもの!**

境界線

間違った使い方 ▶ **薬を常用する**

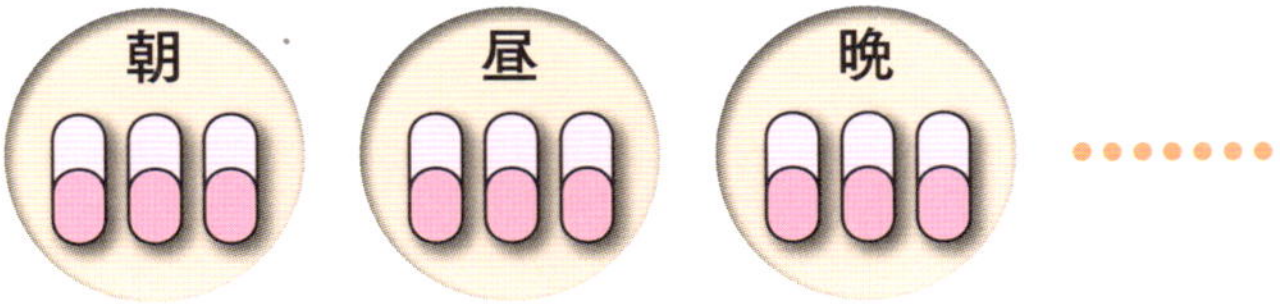

習慣化すると……

免疫を担うリンパ球が低下

最悪の場合、ガンを引き起こす可能性も!

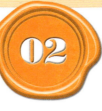

02 薬を常用している人は寿命が短い

睡眠薬を常用している人は、**明らかに寿命が短い**というデータがあります。

睡眠薬の常用は、リンパ球の機能低下を招きます。リンパ球は免疫を担う細胞。つまり、免疫力が下がることによって、結果的に寿命が短くなるというわけです。

近年、不眠に悩む人が急増しているようですが、たかが不眠で死ぬことはありません。もちろん、不眠の原因は正さねばなりませんが、それこそ薬を飲んでしまったら、根本的な解決はできません。

いったん睡眠薬に頼ってしまいますと、必ず耐性ができ、さらに眠りにくくなってしまいます。すると、おのずともっと多くの睡眠薬が必要になるか、また別の睡眠薬というふうにエスカレートしていきます。

睡眠薬を飲んでいても効果がないということになると、今度は睡眠薬に精神安定剤が加わることになるのです。

こうして**悪循環に拍車がかかり、はては廃人と化してしまう**というのも、じつはよくある終着地点です。

これが睡眠薬、ひいてはすべての薬の恐ろしいところ。

そういうわけで、**安易に睡眠薬を処方する医者は限りなく犯罪者に近い**と言えます。

「免疫力を下げる習慣」はやめる

本当は怖い睡眠薬

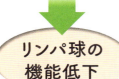

睡眠薬の常用

↓

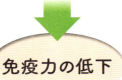

リンパ球の機能低下

↓

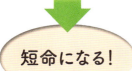

免疫力の低下

↓

短命になる!

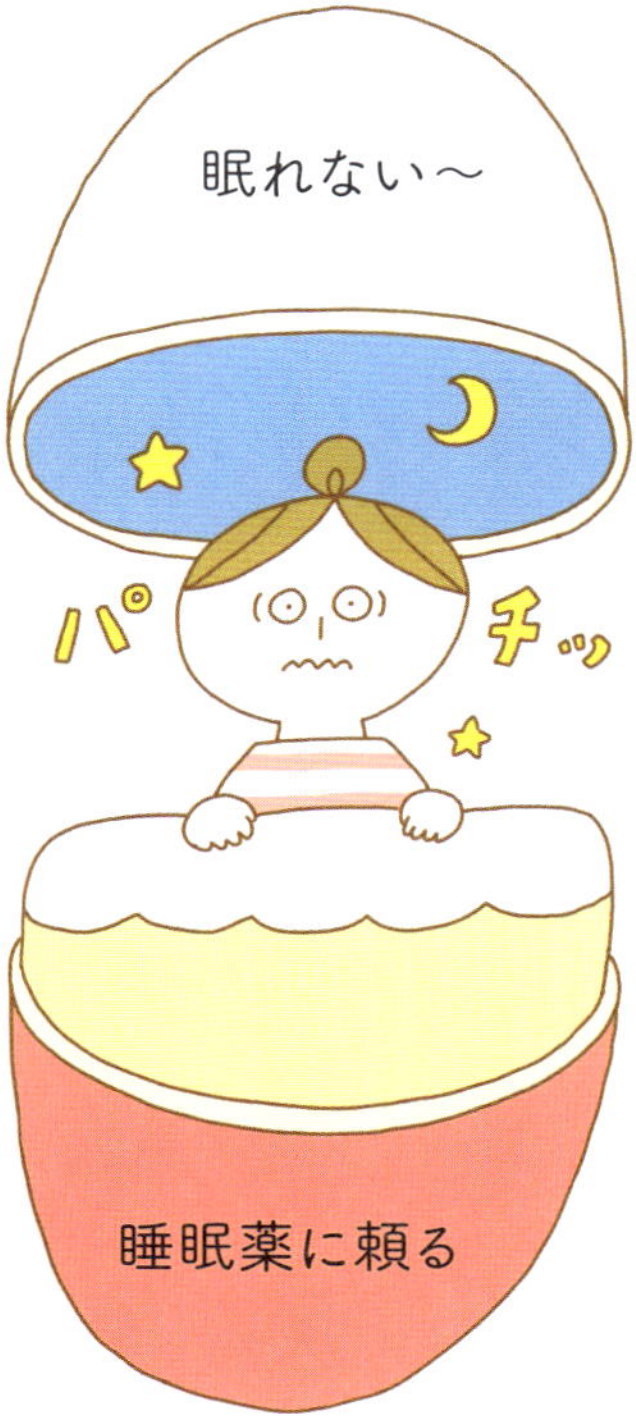

危険データ

睡眠薬「トランキライザー」使用で、
男性は **31%**、女性は **39%**、
死亡率が**増加**する!

安易に睡眠薬に頼るのは、
今すぐやめよう!

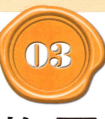

「元気で長生きする確率」を格段に高める法

ハッキリ言いましょう。**「薬は毒」です！**

「薬＝安全で良いもの」という、あなたの思い込みを**「薬＝危険で悪いもの」**と書き換えてしまいましょう。それだけで、元気で長生きできる確率は格段に高まるはずです。

私たち医者は薬を処方しますが、薬を全面的に肯定しているわけではありません。ありていに言えば、**〝毒を以て毒を制する〟**という、とても危険な綱渡りのようなことをやっています。正直言って、「やむなく処方している」のです。

ただ、だからと言って「薬」を「毒」と言ってしまえば、身もフタもありませんし、言うほうも気が引けます。だから、さも「良いもの」であるかのようなイメージを与えるように、「毒」を「薬」と、うまく言葉を置き換えているだけなのです。

それが、どれほど危険なことか――。

早死にする人のすべてが、体が弱いから早死にするのではありません。無用に「薬＝毒」を摂取しすぎたために、もっと長生きできたはずの人が早くに亡くなってしまったと言えるケースも、たくさんあるのです。

薬に対するイメージを書き換えよう

薬のイメージ

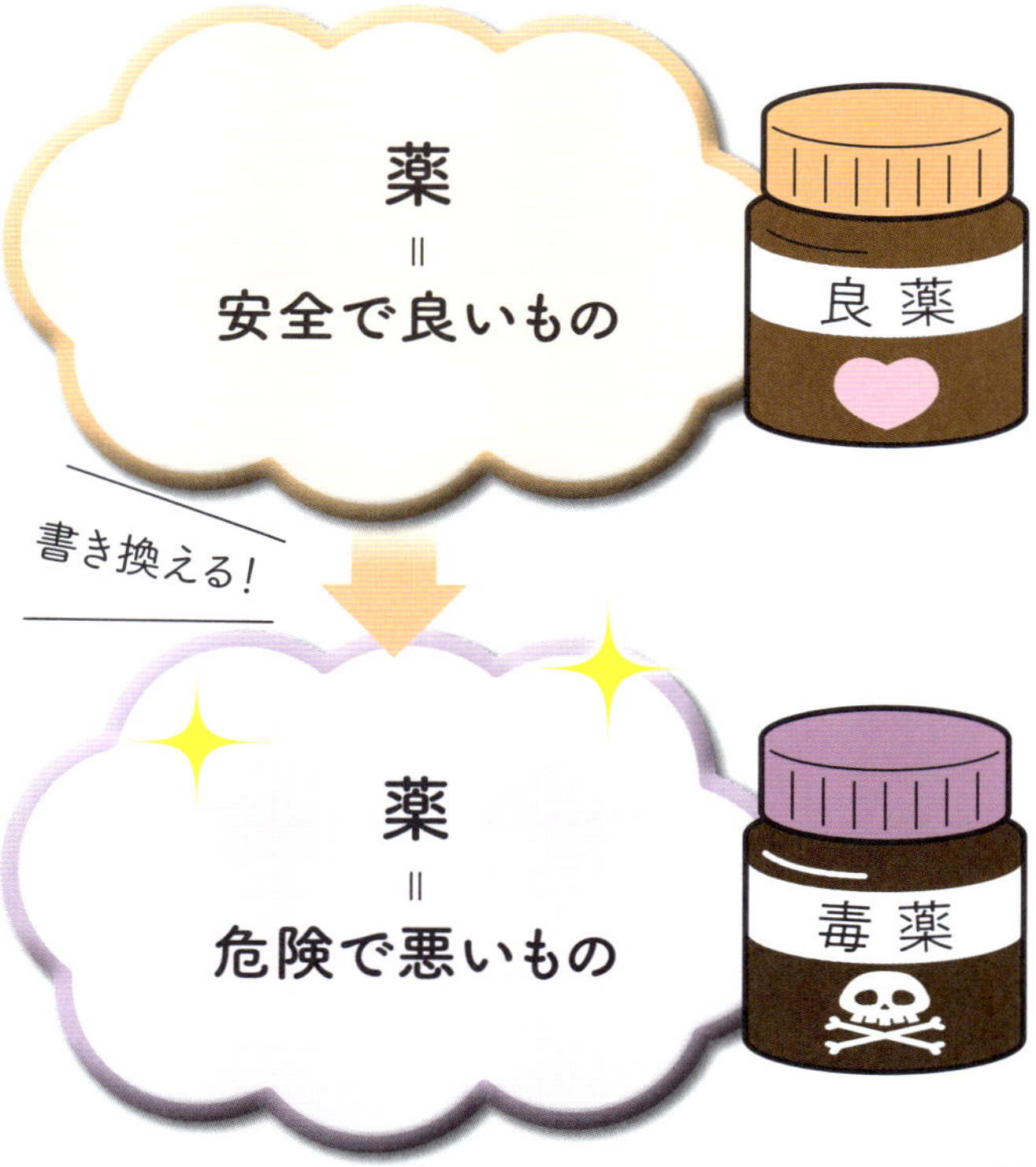
薬
=
安全で良いもの
良薬
書き換える！
薬
=
危険で悪いもの
毒薬

「薬」と「毒」は、反対語ではなく同義語

そもそも「薬を飲む」とは？

体内の化学反応（酵素反応）のどこかを止めたり、あおったり、その流れを変えること。

つまり、体全体を不自然な形に変えてしまいかねないのです。

04 これからは「薬がいらない体」が絶対必要！

今から20年以上前のことです。

「世界でもっとも医療が進んでいる国」と目されていたアメリカで、**年間なんと10万人もの人たちが、病気ではなく、薬の副作用が原因で亡くなっている**――こんなとんでもない事実が明るみに出たのです。

世界中の医療界に衝撃が走りました。

薬や医者が存在しない世の中のほうが、病気になる人の数、早死にする人の数は、圧倒的に少なくなるのではないか――。

病院から製薬会社までを含めた医療界の現状を踏まえると、私はどうしても自虐的に、そして逆説的にならざるを得ません。

ある日突然、法律が改正され、すべての薬の発売、服用が禁止になってしまったら？

もちろんそんなことは万が一にもあり得ない絵空事でしょう。仮にその「万が一」の事態になったら、多くの人たちが困り、あちこちから猛反発を受けるはずです。

しかし皮肉にも、悪いことばかりではないのかもしれません。**薬がなくなって困る人たちよりもむしろ、幸せになる人たちのほうがはるかに多い**のが現実なのです。

「薬の副作用」で10万人が亡くなった!?

アメリカ人の死因の順位（1994年）

1位　心臓病
2位　ガン
3位　脳卒中
4位　薬の副作用

アメリカでは、1994年の1年間に
30億件の薬が処方された。

薬の処方数
約30億件

副作用で
入院
200万人

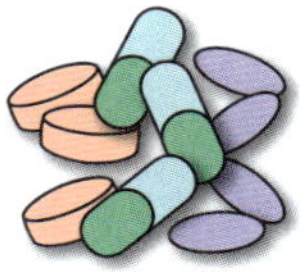

副作用で
死亡
10万人

副作用により、必要になった
医療費 8兆4000億円！

薬がなくなって困る人より、
幸せになる人のほうが、はるかに多い！

05

医原病――患者が「絶対に知っておくべきこと」

「**医原病**」という恐ろしい病気があることをご存じでしょうか。

医者にかかったために、あるいは医者にかかって薬を飲んでしまったために、ならなくてもよかった病気になってしまうことを指します。

前項に挙げたアメリカの薬害の10万人などは、れっきとした医原病の犠牲者です。

まったくばかばかしい話です。でも、この理不尽な医原病、じつは稀ではありません。

日本では昭和40年代後半くらいまで、同じ針で何人もの人に注射をしていました。そのために今、B型肝炎ウイルス、C型肝炎ウイルスに感染してしまった人たちが何百万人もいるような事態になっているのです。

薬害が絶えることなくくり返されるのは、とどのつまり、いつの世も政府というものは口先だけで、国民のほうには目がまったく向いていないということです。

こうなったら、**自分で自分を守るしかありません**。

医者にかからず、薬に頼らず、元気に長生きすることは、自分の意識さえ変えてしまえば、そうむずかしいことではないのです。

自分の健康は「自分で守る」意識

これだけは、知っておいてください！

医原病とは？

医者にかかったために、
あるいは、薬を飲んだために、
ならなくてもよかった病気にかかること。

例

- 同じ針で注射をしたために、B型肝炎ウイルス、C型肝炎ウイルスに感染。

- 睡眠薬サリドマイドを妊婦が服用したところ、300人あまりの子どもが奇形に。

薬害は絶えることなく、くり返される

自分の健康は自分で守るしかない！

06

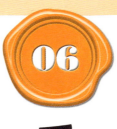

できる医者ほど「薬を使わない」

薬をいくつ出しているか――。

これだけで、医者の力量が簡単にわかります。

処方内容なんてくわしく見なくても、**薬をたくさん出す医者にいい医者はいない**、と見て間違いありません。

患者さんのなかには、薬をたくさん出してくれる医者ほどありがたがる人もいますが、大きな勘違いです。本当はまったく逆で、まともな医者ほど、処方する薬をいかに少なくできるかに腐心するものなのです。

反対に、**能のない医者ほど、薬をたくさん出したがります**。なぜなら、ひと言で言えば、自分の腕で患者さんを治療する自信がないからです。それ以外の理由があるとすると、単に儲けたいからにほかなりません。

薬を一つ処方するだけでも、本当はすごく勇気の要ることなのです。ひょっとしたら、数分後にとんでもないアレルギーを引き起こしてしまって、目の前の患者さんが命を落とすことになるかもしれません。

そんな危険を冒すくらいなら、ほかの手立てではないものだろうか?――こう考えるのが、自然な発想です。

そして、ほとんどのケースで、**危険を冒してまで薬を用いる必要はない**、というのが私の信念です。

うれしい関係――いい医者は「話をよく聞く！」

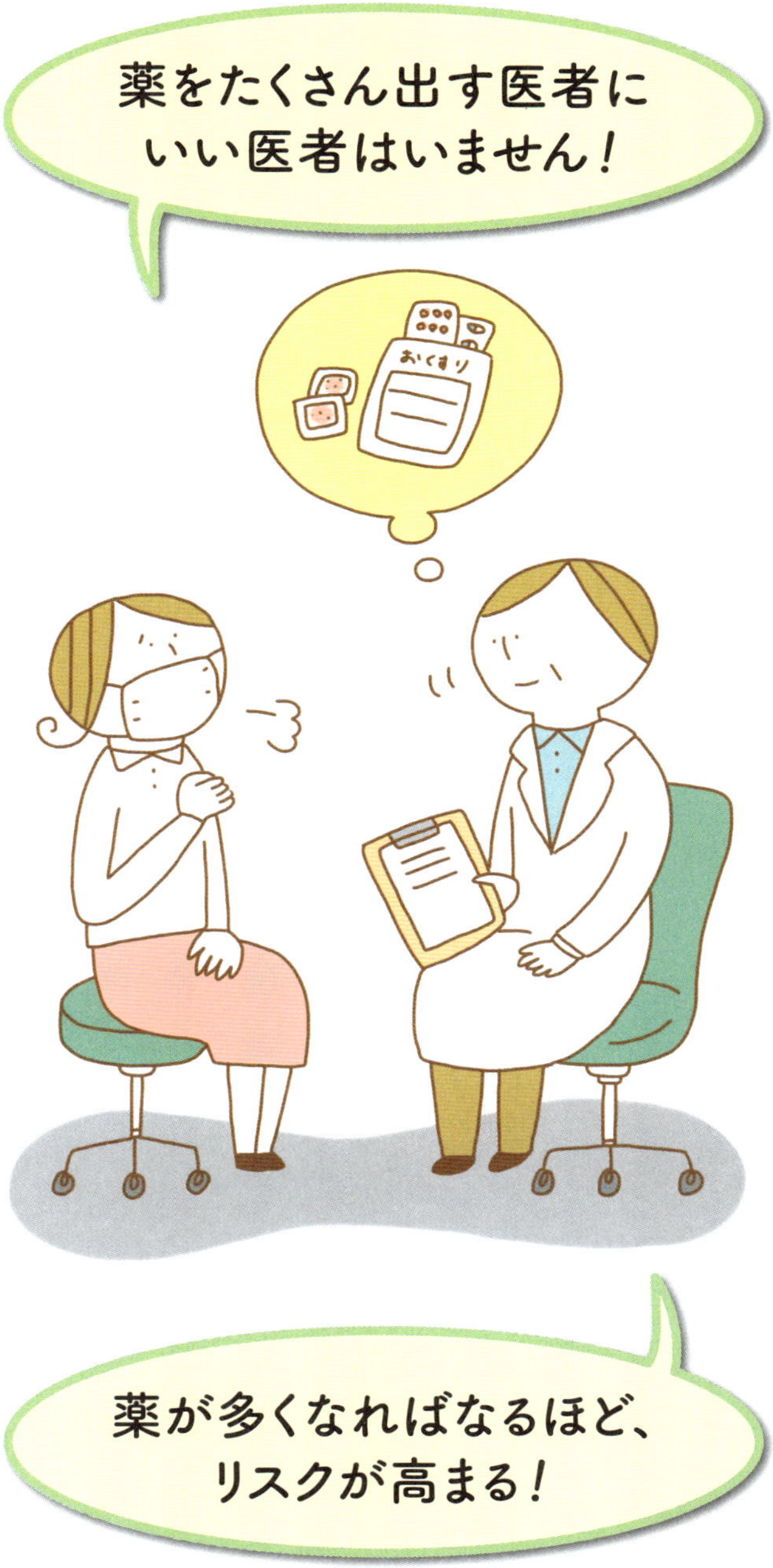
薬をたくさん出す医者に
いい医者はいません！
おくすり
薬が多くなればなるほど、
リスクが高まる！

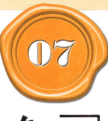

07 「妙薬になる薬」「毒になる薬」を知っておく

薬のなかには、ごく少数ながら「**絶対になければいけない薬**」**もあります**。

たとえば「ステロイド」は、気管支喘息などの炎症反応をたちどころに止めてしまう妙薬です。このステロイドのおかげで命を救われた人の数は、膨大なものになるはずです。

しかし人の体は千差万別ですから、どんな名医でも、薬の効果や副作用を100パーセント事前に予測することはできません。薬を出すことは、医者にとってギャンブルみたいなものなのです。

善良な医者は、**薬は諸刃の剣**だということを重々わかったうえで、「どうしても」という場合に限って必要最低限の薬を処方します。

そして経過を慎重に見守りながら、**必要に応じて綿密に「さじ加減」**を行ないます。もちろん、しかるべき時期がくれば、すみやかに処方を止めることを忘れません。

これが、医者の本来の姿勢です。

くり返しますが、「**薬は毒**」です。うまく使いこなせるプロフェッショナル（医者や薬剤師）に扱われてこそ、はじめてその本領を発揮する「良いもの」になれます。

薬を出すことはギャンブルに近い!?

問診票

名前	生年月日
住所	電話

■薬や食べ物などでアレルギーはありますか?

■薬を飲んで副作用が出た経験はありますか?

■過去にアレルギーや副作用を起こした薬は、今回も引き起こす可能性が高い!

■「今まで安全だったから大丈夫」とは限らない!

何が起こるか予測不可能——
それが薬の正体!

絶対になければいけない薬とは?

ステロイド——命を救える数少ない薬。
「気管支喘息」「アレルギー」の炎症反応をたちどころに止めてしまう妙薬。

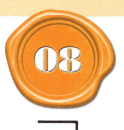

08

「薬は短期で飲む」が鉄則

医者の世界には「**新しい薬を飲みだすと、何が起こるかわからない**」という格言があります。

それほど、新しい薬を処方する際は要注意なのです。

「胃腸薬くらいなら大丈夫だろう。害なんてないはず」といった例外は認められません。

たかが胃腸薬であっても、薬は薬。けっしてあなどってはいけないのです。

薬は、あなたの健康を損なうことはあっても、健康を促進することはありません。

ただ、**薬を飲むのが短期であれば、デメリットよりもメリットが大きくなる**こともあります。これが、薬の唯一の存在意義。それ以外のケースでは「薬＝毒」、飲まないに越したことはありません。

だからこそ、できる医者ほど薬を処方しないのです。

こうした善良な医者たちは、往々にして「ヤブ医者」のそしりを受けがちです。**薬を安易にたくさん、気前よく出してくれる医者が「いい医者」だと誤解している患者さんがたくさんいる**からです。

ですからなおのこと、薬の功罪については、声を大にして何度でも言っておきたいところなのです。

ただの胃腸薬で「認知症」に!?

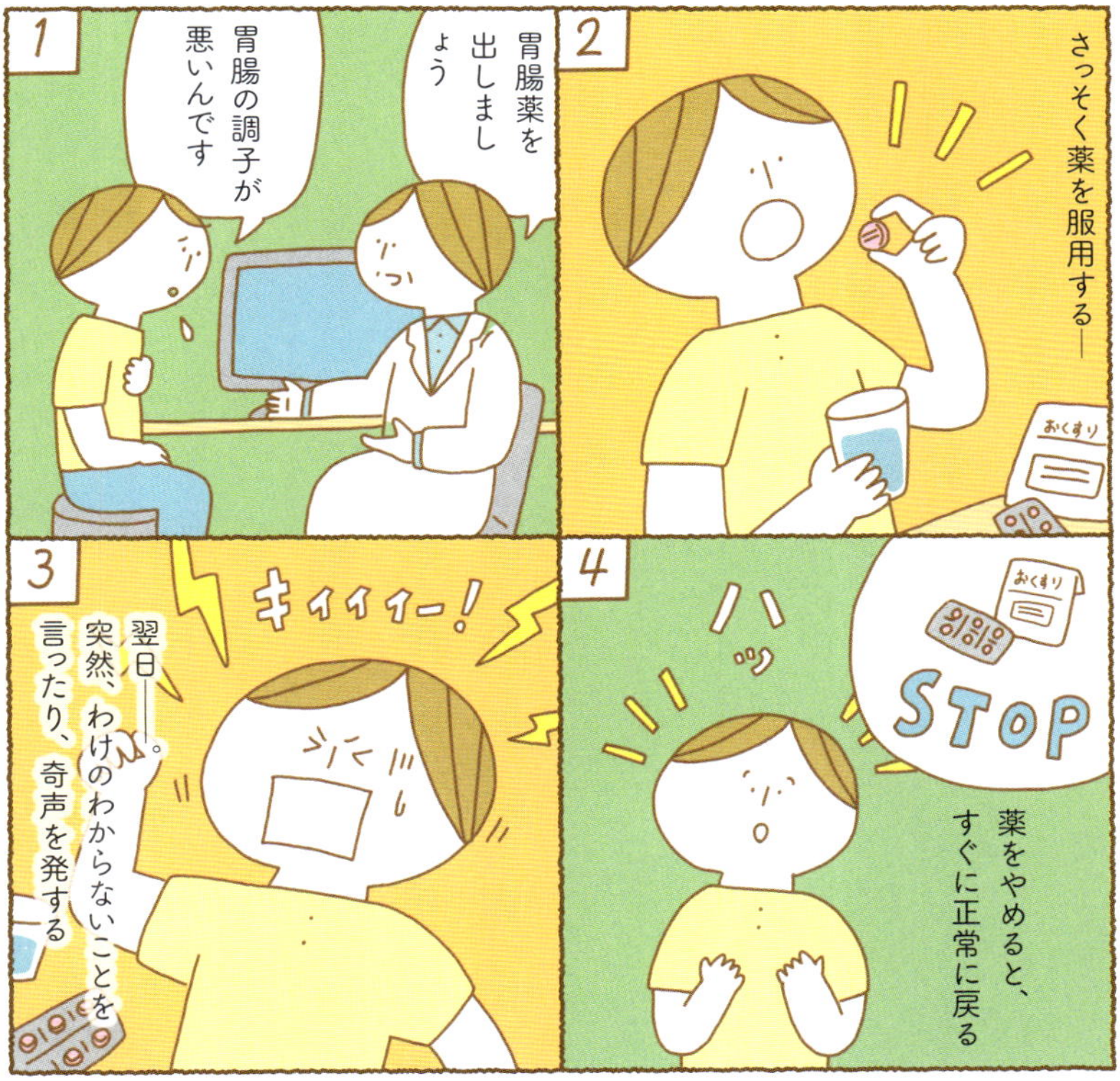
1
胃腸の調子が悪いんです
胃腸薬を出しましょう
2
さっそく薬を服用する――
おくすり
3
キィィィー！
翌日――。突然、わけのわからないことを言ったり、奇声を発する
4
ハッ
おくすり
STOP
薬をやめると、すぐに正常に戻る

要注意！

シメチジン（H2ブロッカー）

じつは、神経や精神にも作用。
お年寄りや、腎臓の機能が低下した人など、解毒能力の弱い人が服用すると、稀に「せん妄」や「けいれん」が起こることも。

09

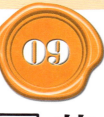

薬は毒――「飲まない」に越したことはない

薬を飲んではいけないというのには、もう一つ、大事な理由があります。

それは、「**依存心**」の問題です。

最初はたまに飲んでいた薬を、次第に常用するようになり、ついには手放せなくなる――こういうケースは、けっしてめずらしくありません。

あるガン患者さんは、頭痛薬さえ飲めばすぐに頭痛が収まるし、それで解決するならと安易に考えていました。次第に、頭が痛くなくても予防のために飲むようになり、頭痛薬を手放せなくなり、気づいてみれば十数年、「頭痛薬中毒」さながらになってしまったということです。

1カ月に1回程度の服用であれば、副作用も依存心もさほど大きくなかったはずです。その間に生活習慣を改めるなどの工夫をして、根本的に頭痛を治す策を講じていれば、ガンを回避することもできたかもしれません。

それなのに、痛みをとる効用に目を奪われ、リンパ球を薬に食い荒らされるまま、免疫力を低下させてしまったことが、大きな間違いだったのです。

とにかく**薬は魔物**です。**体だけでなく、心まで虜にしてしまう**と考えれば、「麻薬」と言ってもいいでしょう。

「薬が手放せなくなる」心理メカニズム

「依存心」のしくみ

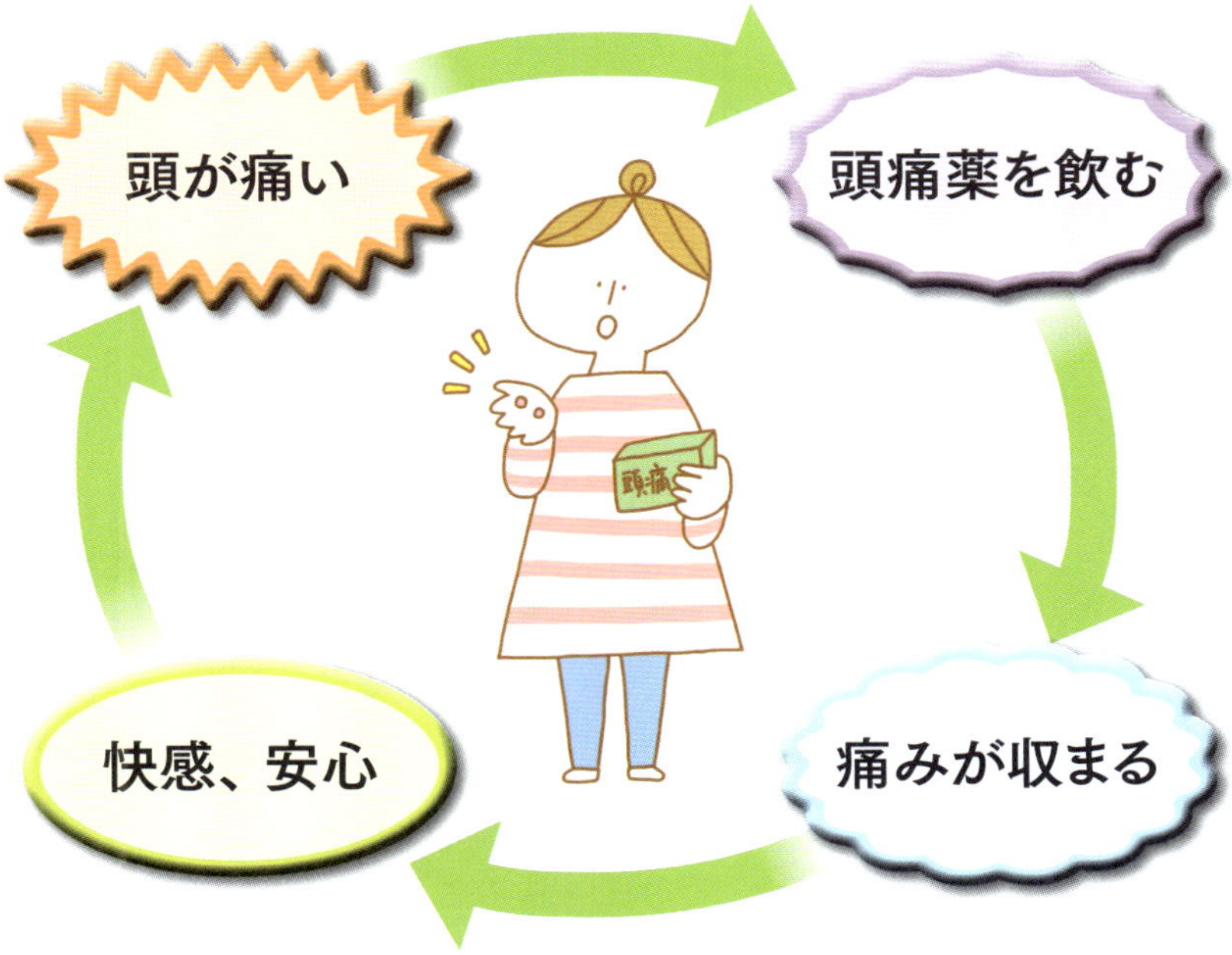
頭が痛い
頭痛薬を飲む
痛みが収まる
快感、安心
頭痛

最初は１カ月に１回の服用だったのに――

↓

１週間に１回

↓

毎日服用

↓

１日３回、日によってはそれ以上にエスカレート！

10

「漢方薬」だから副作用がない？

これまで「西洋医薬」の話をしてきましたが、多少の知識のある方なら、「漢方薬はどうなの？」という疑問を持って当然だと思います。

結論から言いますと、**漢方薬にも副作用があります。**

また、漢方薬も対症治療の一つですので、もちろん、「一時しのぎ」のために飲むことに変わりはありません。

西洋医薬に比べると、漢方薬は一般的には副作用は少ない、あるいはゆるやかと言えます。

もちろん、だからといってずっと飲みつづけていいはずはありません。**漢方薬といえども「毒」であることには違いない**からです。

ちなみに、「漢方」は、日本の伝統医学と言っていいと思います。もともとは中国から伝来したものですが、その交流も、江戸時代には途切れてしまいました。中国伝統医学（中医学）とは、似て非なるものです。

漢方は、症状と病名で治療方法を考えますが、中医学は、本来の体質と今の「氣《き》」の状態を加味して治療方法を考える、という点に違いがあります。

したがって、**漢方は西洋医学と同様に対症治療**、中医学は西洋医学と違い、根本治療を目指すものなのです。

「漢方薬」も安全とは言えない

そもそも「漢方」って何？

日本の伝統医学。西洋医学と同様、「症状」と「病名」によって治療法を考える。
漢方薬は、自然界にある植物や鉱物などの生薬を、複数組み合わせてつくった薬。

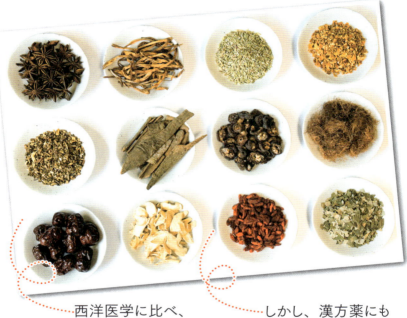

西洋医学に比べ、副作用は少ない、あるいはゆるやか。

しかし、漢方薬にも副作用はある！

漢方薬も「一時しのぎ」のために飲むもの！

COLUMN

抗生物質の怖い話──「効きすぎる」ということ

人類の歴史は感染症（伝染病）との闘い、つまり細菌など微生物との闘いでもありました。ペスト、梅毒、結核、肺炎……など細菌が生み出す病気は、かつて膨大な数の人命を奪ってきたのです。

しかし今や、どれも死病ではなくなりました。抗生物質の発見は、人類の歴史を根底から変えたと言っても過言ではありません。

ところが抗生物質が恐ろしいのは、非常に「効きがいい」あまり、**体内に必要な菌まで殺してしまう**ことです。

その証拠に、抗生物質を飲むと、お腹の調子が悪くなることがよくあると思います。それは、腸内細菌も殺されてしまっているからなのです。

さらに抗生物質を多用したことが、逆にもっと強い菌、つまり、切り札である抗生物質の効かない菌を生み出し、人類の脅威となっています。

それもそのはず。**抗生物質が効かない菌があとに残り、どんどん増えていく**ことは当然の成り行きなのです。

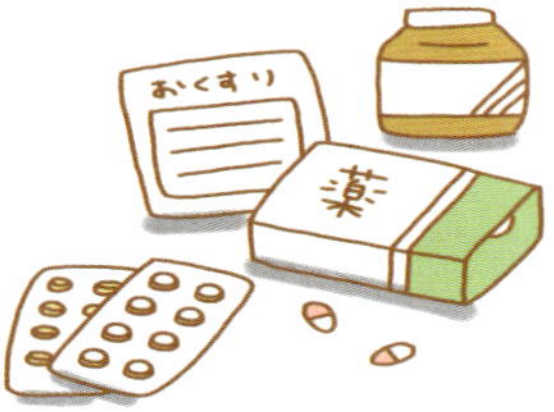

2章

今日から始める「薬がいらない体」のつくり方

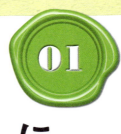

01 一日も早く、体を「自然な状態」に戻してあげよう

昨今、**「自分の健康は自分で守ろう」というセルフメディケーション**がブームになっています。

ところが、そんなセルフメディケーションを率先して推進している人たちのなかには、意外に薬を常用している人たちが多いという現実があります。

そもそも、健康志向と薬の常用とは、まったく相容れないものです。

なぜなら、自己治癒力を高めようという健康志向の趣旨と、**自己治癒力を低下させてしまう薬**の、しかもその常用は、相反するものであるからです。

巷には、「○○式健康法」などとネーミングされた、何やらあやしげな健康法があふれています。

「これだけやれば」「これだけ食べれば」健康になれる……という虫のいい話は、絶対にあり得ません。

ですが、あえてもっとも確実な〝健康法〟をあげるとしたら、一つです。

早急に薬を見切ること――。

つまり、できるだけ早くに「薬がいらない体」をつくり、**体を自然な状態に戻す**ことが、一番確実な健康法なのです。

「薬がいらない体」をつくる４つの方法

もっとも確実な健康法は「早急に薬を見切る」こと

薬がいらない体をつくる方法

1 薬がいらなくなる体の動かし方

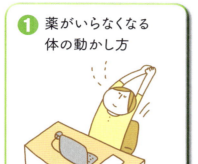

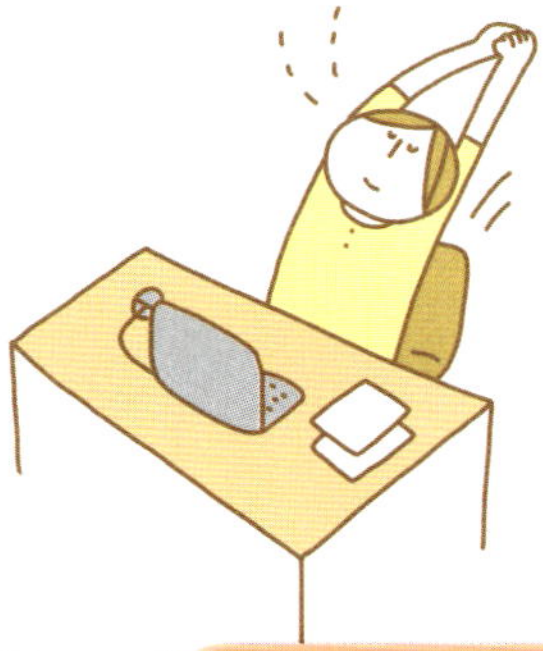

2 薬がいらなくなる食べ方

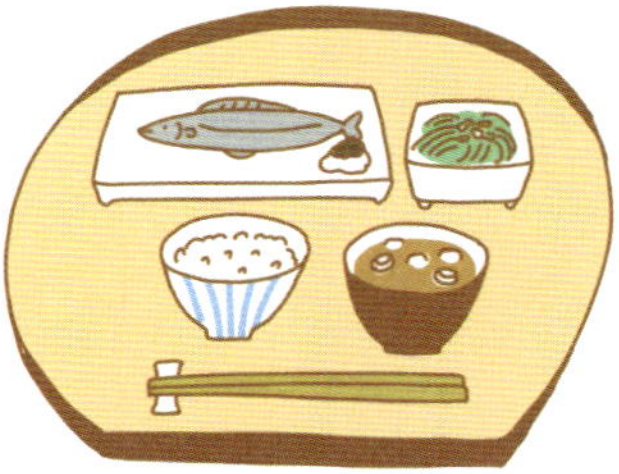

3 薬がいらなくなる眠り方

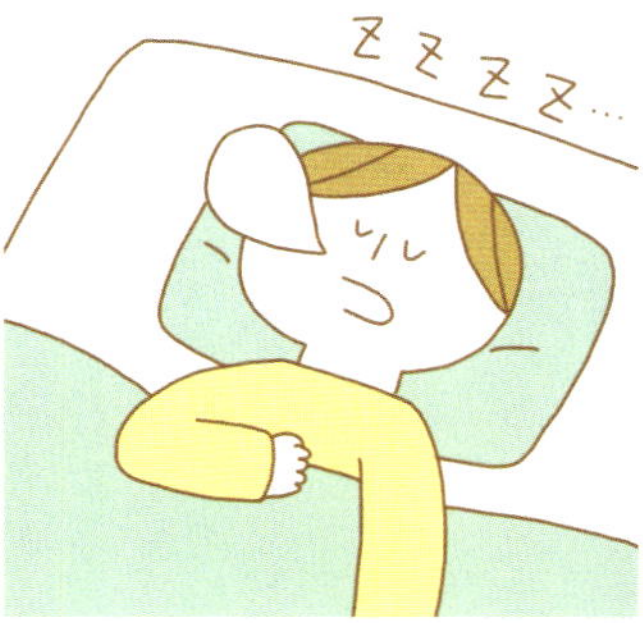

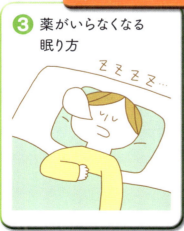

4 薬がいらなくなるストレス対処法

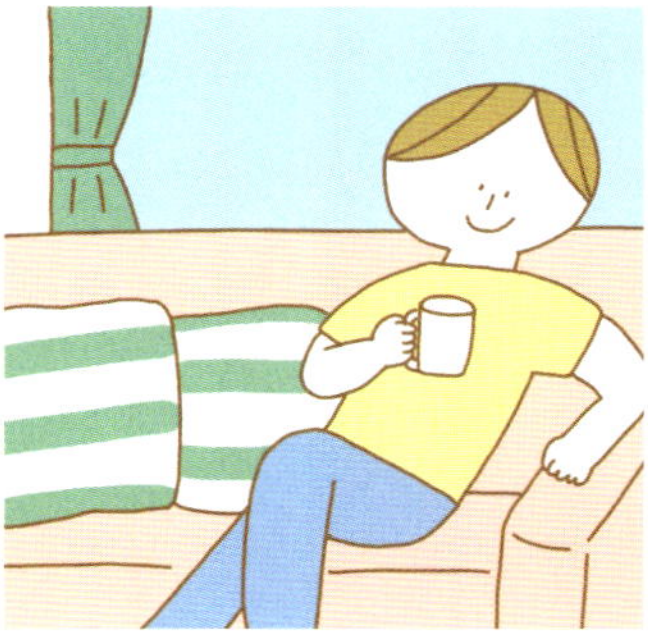

「薬がいらない体」をつくって、体を「自然な状態」に戻そう！

02 「体の自己治癒力」を高める法

仮にあなたが、健診で「メタボリックシンドローム」と言われたとしましょう。

そう言われたとたん、きっと心なしか、自分が病人になったような気がするはずです。「さっそく医者にかかって薬を飲まなくては！」と思う方も、いらっしゃることでしょう。

でも早合点はいけません。メタボリックシンドロームは、本来は「病気」ではなく「**未病**」と呼ぶべきだからです。

そもそも「メタボリックシンドローム」という、いかにも病名のような小むずかしいネーミングがいけません。平たく言い直せば、**ただの**「**食べすぎ＋運動不足**」。

それなのに、医者にかかり、薬を律儀に飲みつづけたとしたら、どうでしょう。はたしてそれで、メタボリックシンドロームが治るのでしょうか？

もちろん、すみやかに検査値は改善されるでしょう。でも、次第にまた検査数値が高くなっていくはずです。

では、どうすればいいのか？　おわかりですね。

少し心を入れかえて、**ただの**「**食べすぎ＋運動不足**」**を自分で解消すれば、解決する**ことなのです。

「気持ちいい習慣」「不快な習慣」一番の違い

メタボリックシンドローム

考え方の違い！

ただの「食べすぎ＋運動不足」（未病）

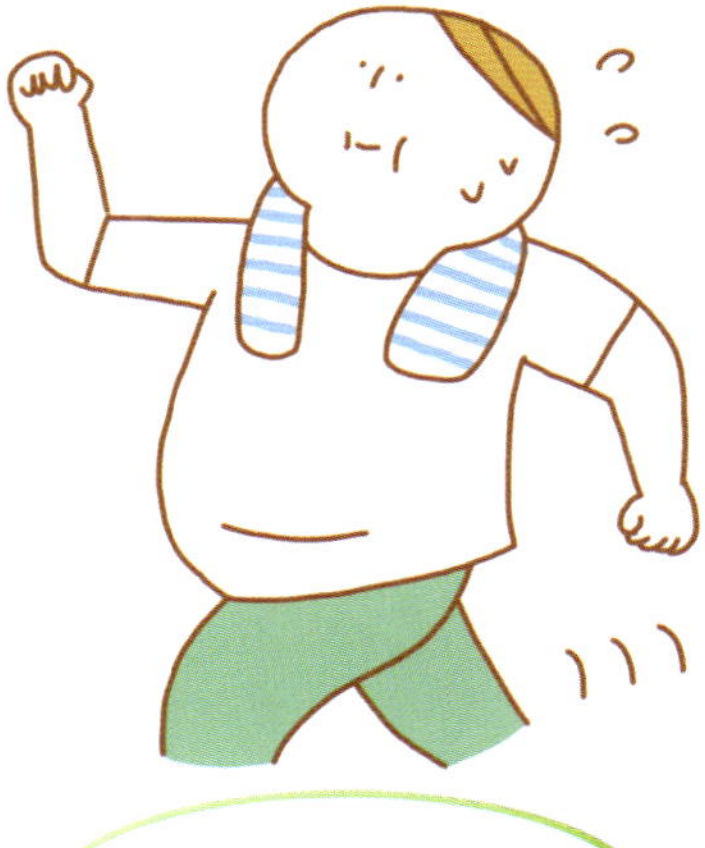

自分で改善！

健康

病気

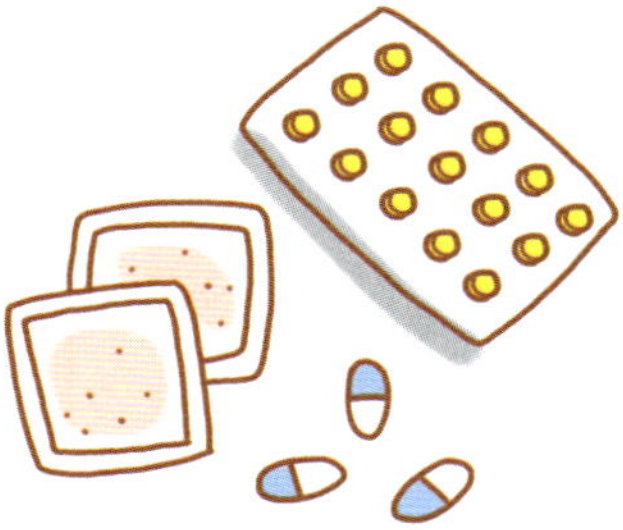

薬の常用

不健康

「未病」の段階では、薬はいらない！

03

「体をよく動かす患者さん」ほど治りが早い

運動不足は万病の元。まさに「諸悪の根源」です。考えてみれば、人も「動物」ですから、文字どおり、動いていないと支障をきたす、ということです。

運動不足の影響は、ガン患者さんでは、よりいっそう顕著な違いとして現われます。体をよく動かす活動的な患者さんは明らかに治りも早いし、予後もすこぶるよい傾向が見られます。

体を動かすことで、免疫力、自己治癒力が高められ、治癒を促進するからです。

また、運動不足は精神にも影響します。

たとえば、うつの患者さんは、たいてい体を動かしたがりません。しかも、安易に薬に頼ろうとする傾向があります。

じつは**体を動かさないからこそ気分がめいる**のです。

健康というものは、何らかの原因によって悪循環に陥り、ますます悪くなっていきます。しかし逆もまたしかりで、何かのきっかけで循環がよくなってくれば、どんどん加速がついてよくなっていきます。

運動は、その**いい循環に加速をつける**、ほんのささいな、しかし格好のきっかけになるのです。

「よく食べ、よく動き、よく眠る」習慣

体をよく動かす

昼

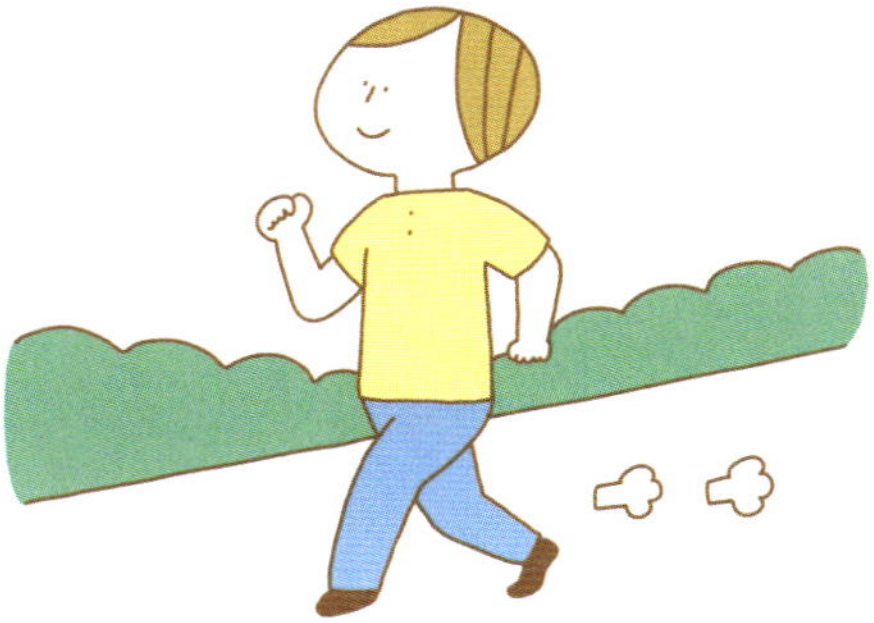

体を動かすことで、
免疫力、自然治癒力が高まる！

体をしっかり休ませる

夜

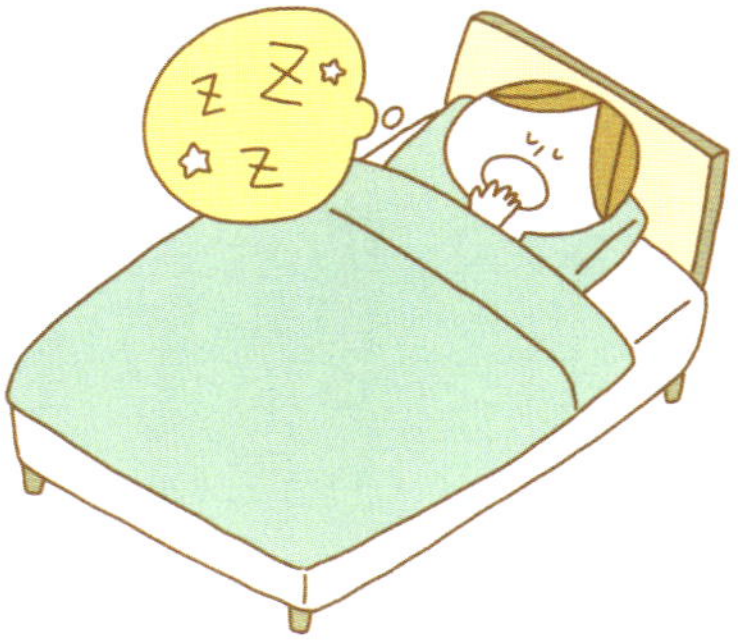

運動 ➡ 免疫力アップ ➡ 症状改善 ➡ 自信

この好循環をつくろう！

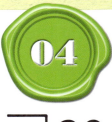

04

30回の深呼吸——「免疫力を上げる」一番簡単な法

運動不足は明らかに寿命を縮めます。

ですから、何をさておき、**昼間、体を動かす習慣を身につける**ことです。

といっても、マラソンやジム通いといった敷居の高いことを要求しているわけではありません。

「習慣」などというと少し大げさに聞こえてしまうかもしれませんが、たとえば、**仕事や家事の合間に腹式呼吸を30回**——。これをクセにするだけでも、運動不足はずいぶん改善されます。

腹式呼吸のやり方は左図のとおりです。

慣れないうちは少しおっくうかもしれませんが、気持ちよさを実感すれば、だんだんクセになってくるはずです。じつは、この**「気持ちよさを実感する」ということが、何よりも大切**です。

なぜなら、心地いいもの、気持ちのいいものであるという実感がともなえば、**自然と長つづきする**からです。

逆に心地よくないもの、気持ちよくないものは、どんなに効果のある運動でも、結局は長つづきしません。

激しく体を動かす健康法の多くが、短いブームで終わってしまうのは、このためでしょう。

「薬がいらなくなる」体の動かし方　①腹式呼吸

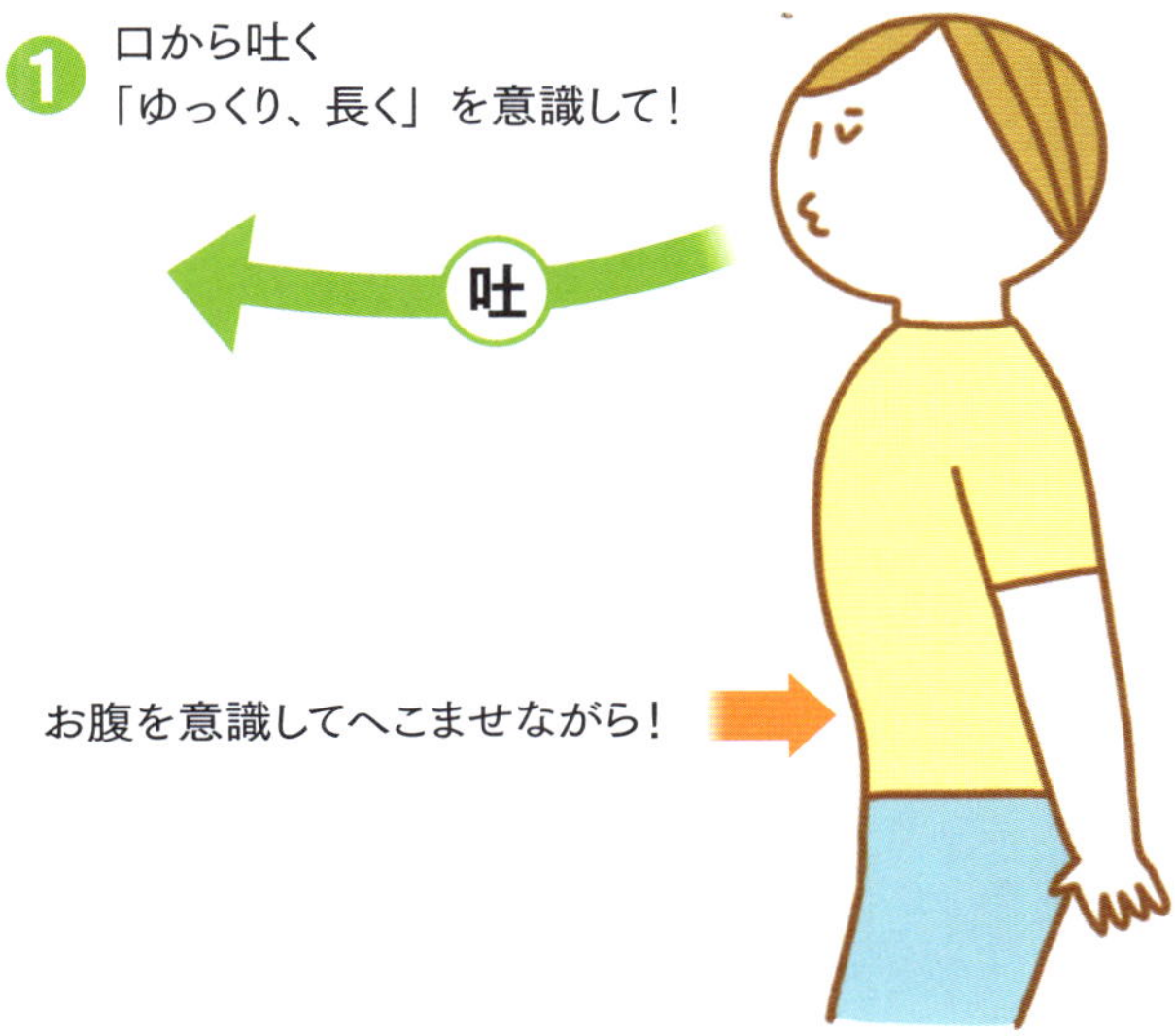
❶ 口から吐く
「ゆっくり、長く」を意識して！
吐
お腹を意識してへこませながら！

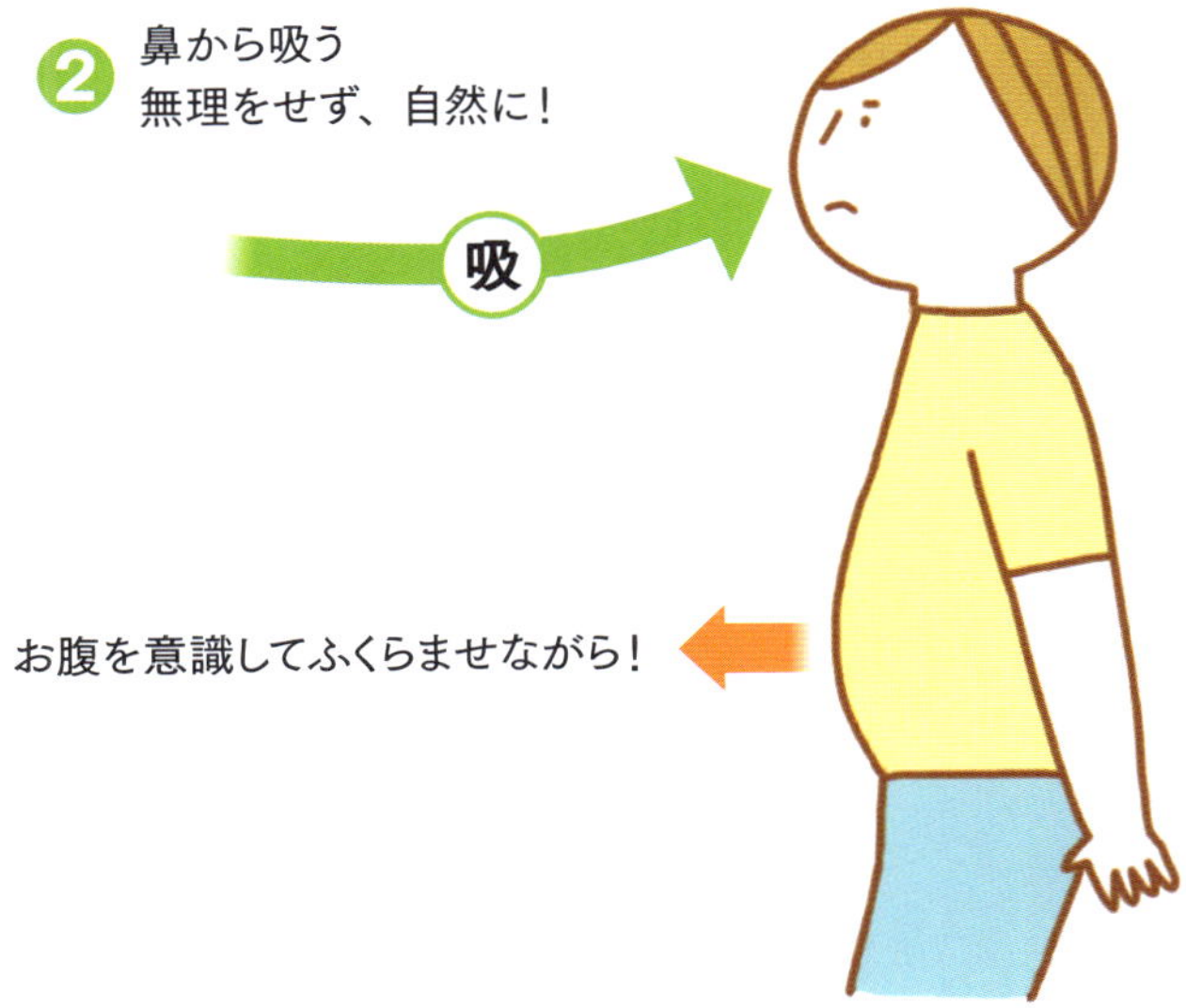
❷ 鼻から吸う
無理をせず、自然に！
吸
お腹を意識してふくらませながら！

気持ちよく30回くり返そう！

05

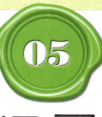

「スキマ時間ストレッチ」で運動不足を解消

頭ではわかっていても、実際に体を動かすことはおっくう——。

これは、誰にでもあることです。しかも改めて運動となると、なかなかスタートを切ることができません。

じつは「運動をしないこと」ももちろんなのですが、このように「運動をしたくない」というのも、これまた根深い問題なのです。

なぜなら、運動が体にいいとわかってはいても、それができないでいると、それ**自体がストレスになってしまう**からです。

あとで述べるように、ストレスもまた、対応の仕方を誤ると「万病の元」となります。このようにストレスの元にもなるので、なおのこと、**運動不足は「万病の元」**と言われるのかもしれません。

やはり最初のうちは、なるべく苦にならず、つづけやすい運動から始めたほうがよさそうです。

ちょっとした工夫と、ちょっとした心がけだけで誰でもスタートでき、スタートすればあとは**心地よさ、気持ちよさが継続を後押ししてくれる**ようなもの——。

では、どんな運動なら、苦もなくつづけることができるのでしょうか？

極めて簡単です。

まずは、家事や仕事の合間のスキマ時間を使って、次のストレッチをやってみてください。

①前かがみをやめる
②手のグーパー運動
③背伸び
④首のストレッチ
⑤背中のストレッチ
⑥3分間の片足立ち

たったこれだけでいいのです。きっと誰でも、今日からできるはずです。

動物はもともと縮こまった姿勢をしています。


敵の出現にそなえて、つねに身構えているのです。この状態だと、「緊張」をつかさどる「交感神経」が優位に立っています。私たち人間も、同じです。

したがって、逆に「弛緩」をつかさどる「副交感神経」を優位にするような動き、すなわち**「伸ばす」「反らす」といった動きが、「気持ちのいい体の動かし方」**ということになります。

こうすることによって、血の巡りがよくなるのはもちろん、体温も上昇します。すると自律神経のバランスが改善されるため、免疫力がグンとアップするというわけです。

そもそも、運動という言い方が悪いのかもしれません。「**できるだけ体を動かす**」あるいは「**フットワークを軽くする**」と言ったほうが、より私の意図するところに近いでしょう。

薬がいらなくなる「体の動かし方」②——ストレッチ

「伸ばす」「反らす」——
気持ちよく体を動かしてみよう！

❶ 前かがみをやめる

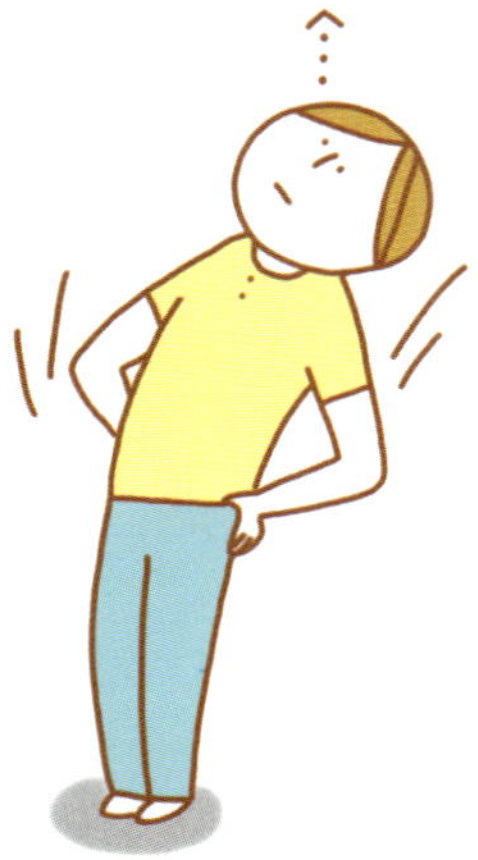

背中をグーッと反らして
上空を見る。

❷ 手のグーパー運動

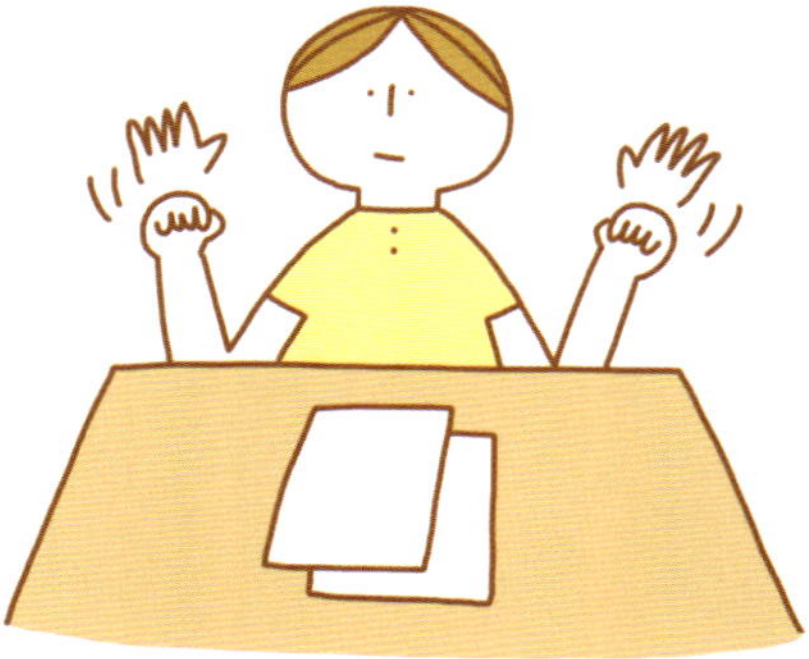

手のひらを「ギュッと閉じる
→パッと開く」をくり返す。

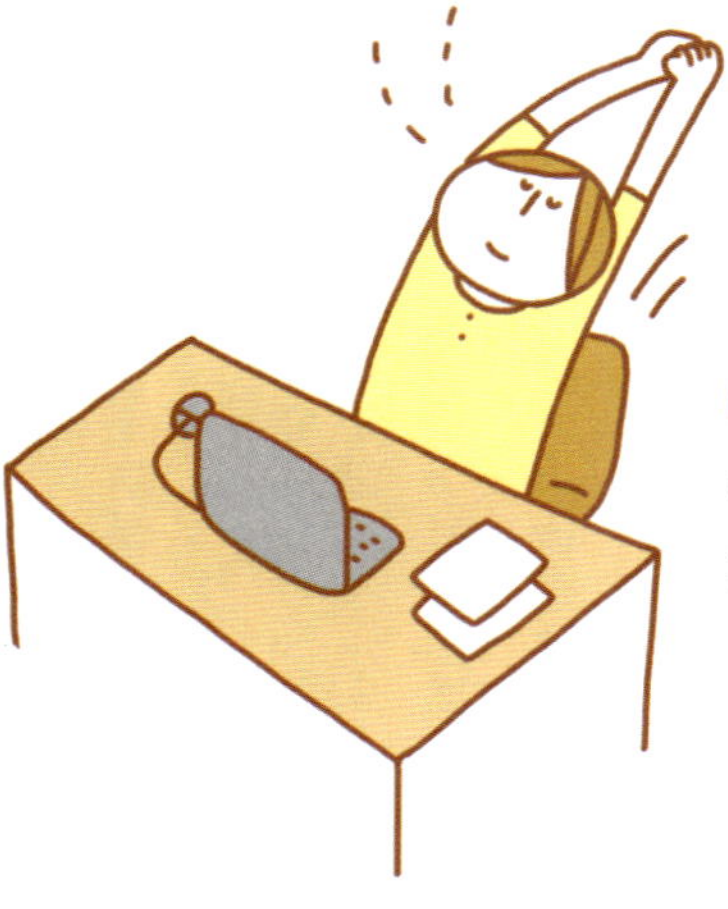

❸ 背伸び

背中と腕を意識して、
気持ちよく伸びる。

家事や仕事の合間に、気楽にやってみよう！

④ 首のストレッチ

痛くない範囲で
首を前後左右に動かす。

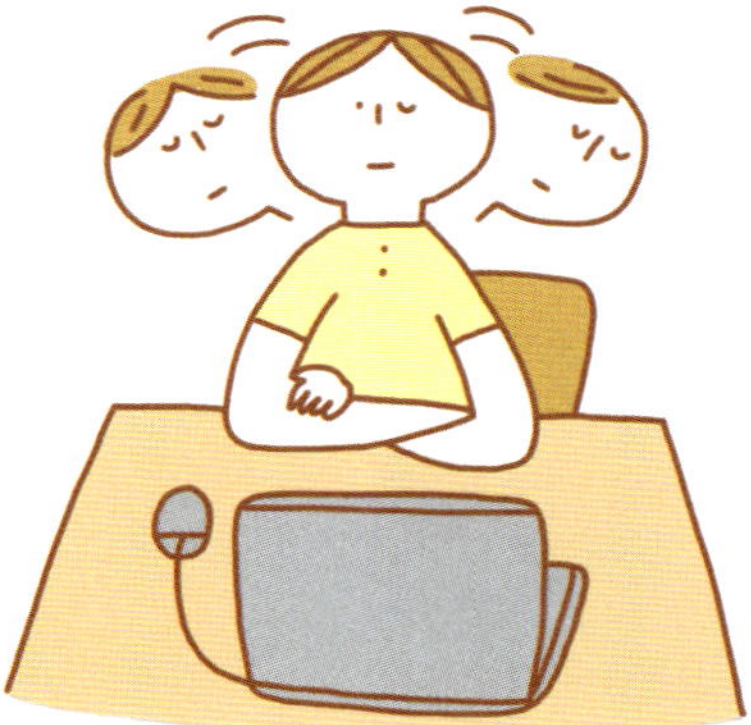

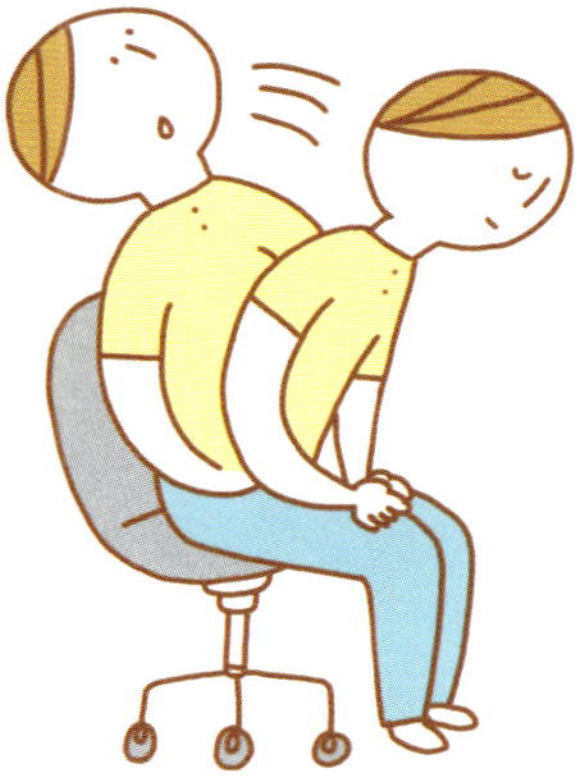

⑤ 背中のストレッチ

肩甲骨を「寄せる→離す」を
意識して行なう。

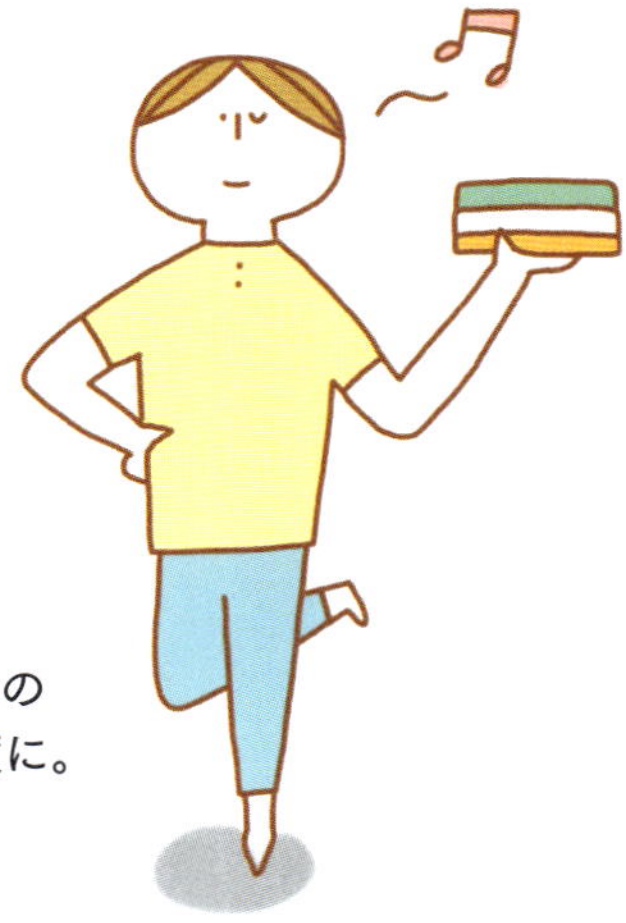

⑥ 片足立ち

つかまり立ちでも可。
3分ほど、足に気持ちの
いい疲れを感じる程度に。

06

空を眺めながら歩く――「効率ウォーキング」のコツ

腹式呼吸やストレッチが気持ちよく感じられたら、もっと動きたくなるはずです。

そこで**ぜひ試していただきたいのがウォーキング**です。

たとえば、歩きはじめる前、歩いている途中、そして歩き終えたあとに、ストレッチをするのはいい方法です。柔軟体操にもなりますし、何より気持ちがいいことをすでに知っているからです。同様の理由で、腹式呼吸を組み入れてもいいでしょう。

また、前項の「前かがみ」姿勢を直す意味でも、空を眺めながら歩くというのは、なかなか気持ちのいいものです。四季おりおりの空気を味わってみてください。

あるいは、街に出てウィンドウショッピングをしながらであれば、40分などあっという間でしょう。

このように、自分を苦しませないように、飽きさせないようにしながら、**生活のなかにうまく「歩くクセ」を取り込んでしまえばいい**のです。

体を動かす快感や爽快感を体得することこそが、長づきのコツです。こうして「**体を動かしていないと気持ちが悪い**」というところまで到達できれば、もう二度と、運動不足になどならないでしょう。

日常生活に「歩く習慣」を取り入れよう

スピードは緩急つけて

たまには坂道、階段も

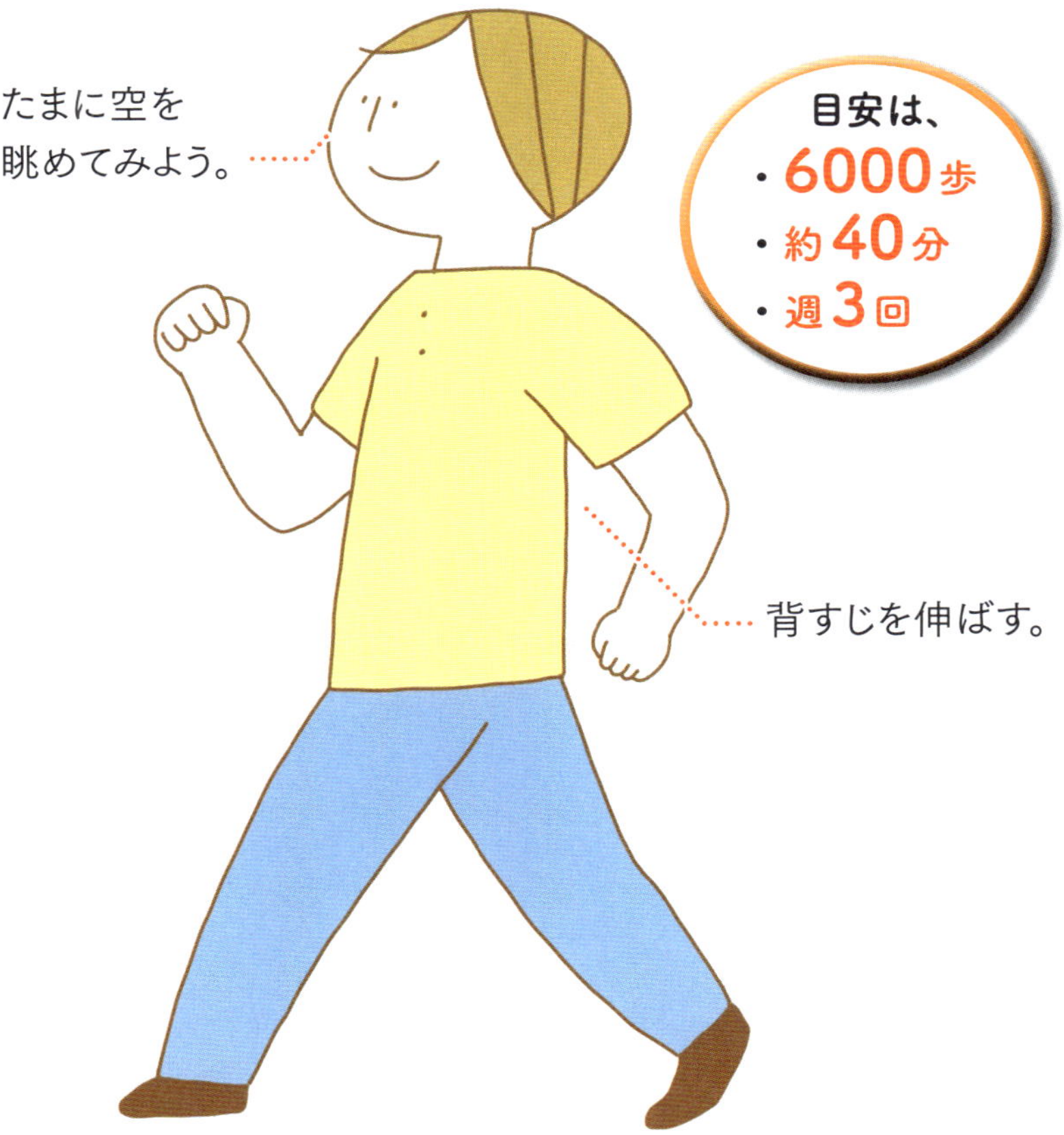

たまに空を眺めてみよう。
目安は、
・6000歩
・約40分
・週3回
背すじを伸ばす。

筋力がつけば基礎代謝量が上がり、太らない体に！

07 「食べすぎない体」のつくり方

古くから「**医食同源**」、あるいは「**薬食同源**」と言います。

本当は薬を処方する前に、医師は食事の指導をもっと綿密に行なったほうが、よほど患者さんのためになるということは言うまでもありません。

食についてズバリ言えば、**現代人はおしなべて「食べすぎ」**です。

私たちにとって、「ないものを我慢する」よりも、「あるものを我慢する」ほうが、はるかに大変なこと。

そもそも**食欲を抑えるというのは、人間にとって不自然**です。だから、ダイエットはむずかしいのです。しかし、食べすぎの状態を放っておくわけにはいきません。

食べすぎによる健康障害の最たるものは、前述の「**メタボリックシンドローム**」でしょう。これそのものは、病気というより「未病」の状態ですが、放っておけば、深刻な病気につながります。

さりとて、薬で対処しようとすれば、もっと困ったことになりかねない――薬で数値だけをコントロールする恐ろしさは、1章で述べたとおりです。

だから、**自分で「食を律する」ことが必要**なのです。

「食べすぎ」は人間にとって不自然

「医食同源」が健康の基本

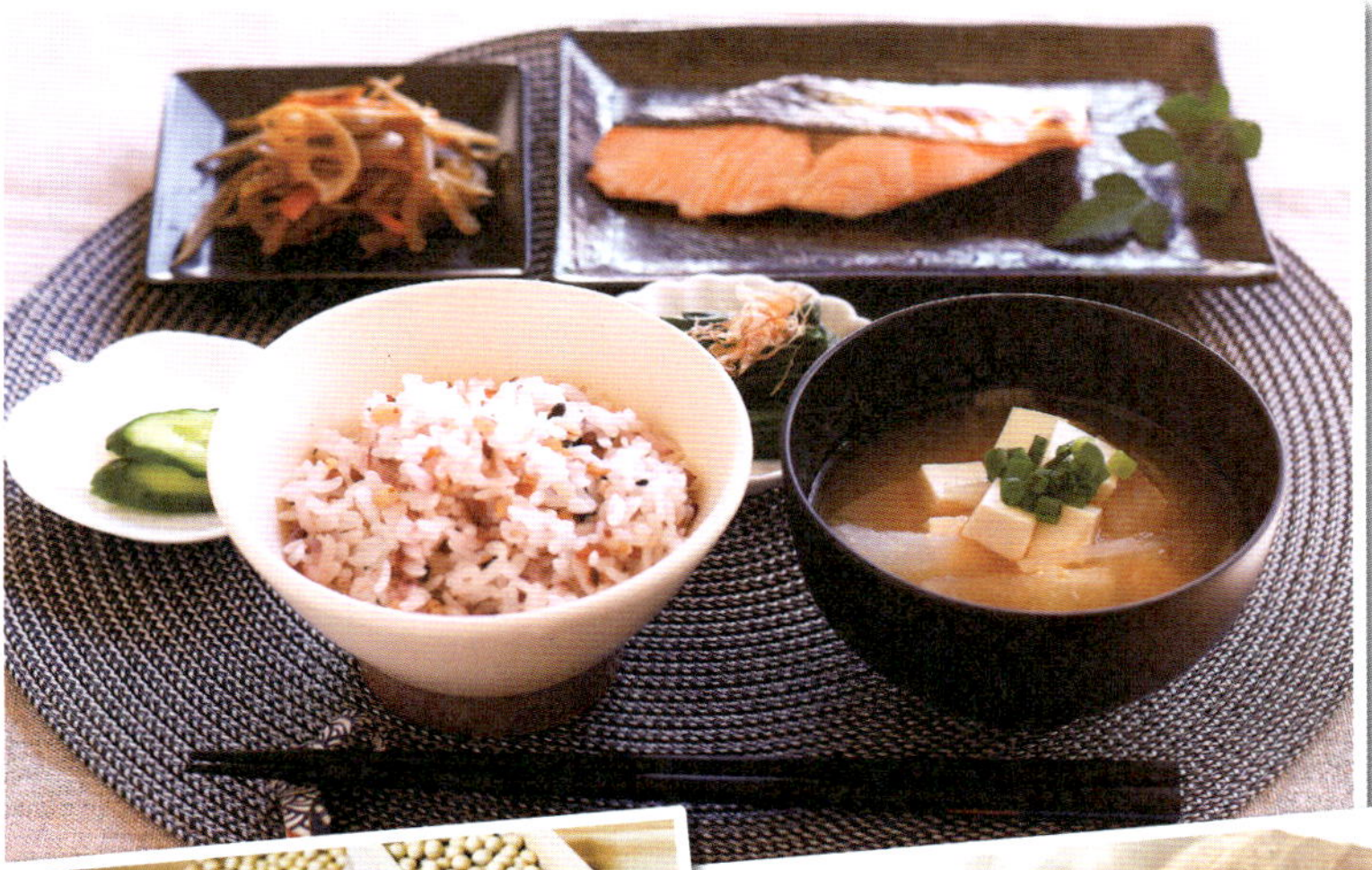

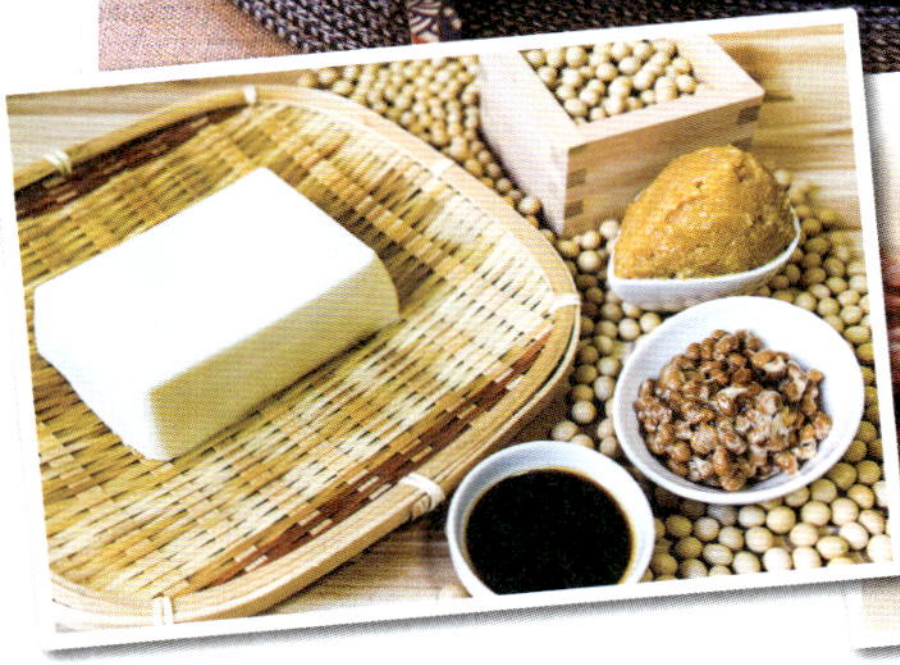

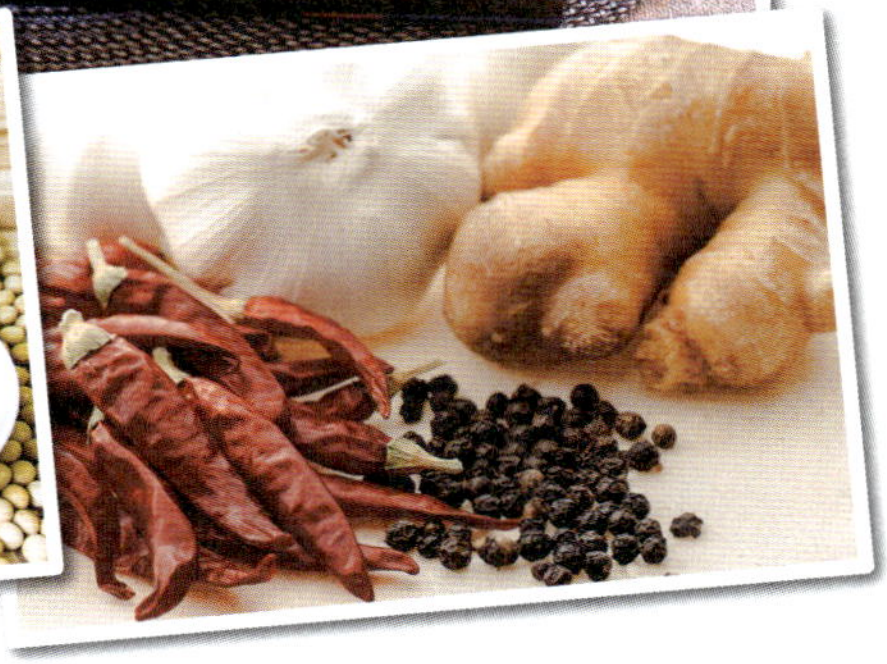

現代人はおしなべて「食べすぎ」!

人間は「飢餓」には耐性があるが、
「飽食」には無防備。

自分で「食を律する」ことが重要!

08

たとえば「週1回、昼食を抜く」

みんな、「食べすぎはよくない」と頭ではわかっていても、**ついつい食の誘惑に負けてしまう**のが日常です。

では、どうすればいいのでしょうか？

もちろん薬に頼るわけではありません。

「食べすぎをやめると体が軽い」「気持ちがいい」という体感を得てもらうしかないのです。そこでたどり着いたのが、「**たまには絶食もいい感じ**」**療法**です。

体が軽くなったような、頭がスッキリとしたような、あるいは胃腸が活性化したような、そんな爽快感が味わえます。そうなれば、もはや食べすぎなど、まっぴらごめんだと思うに違いありません。

ちなみに、**絶食をすると免疫力が上がる**というデータも多々報告されています。加えて、**空腹時のほうが頭の回転がよくなる**という副次効果もあります。

それは、おそらく満腹な状態よりも空腹の状態のほうが、人体にとって自然だからでしょう。

空腹時は、いわば非常時や、獲物を捕らえるチャンスにそなえて身構えている状態です。だから、心身ともに本領を発揮する態勢が整っている――こうした理屈とも、よく符合するのです。

「食べすぎない」――体がメキメキ強くなる！

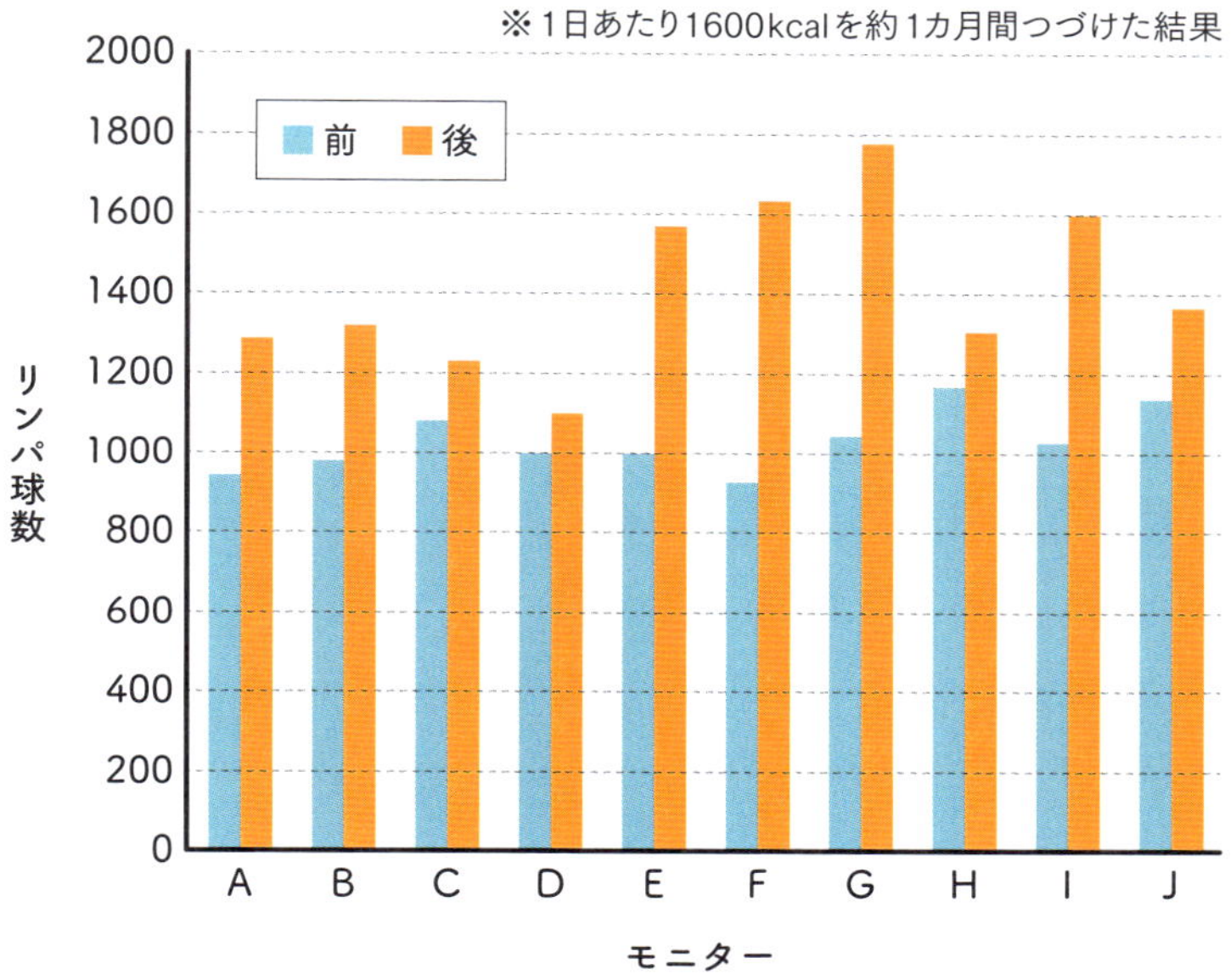

1日あたり1600kcalの
節食を1カ月間つづけたところ、
リンパ球数が増えた！

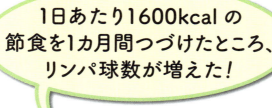

09 体の不調が「きれいさっぱり消える」食事

食べすぎを防止するいい方法をお教えしましょう。

「糖質制限食（ケトン食）」という、食餌療法があります。ごはん、パン、めん類、間食といった糖質（炭水化物、糖類）の摂取を、極力控える食事のことです。

ガン治療にも高い効果を出していて、世界中の注目を集めています。これを実践すると、**すみやかに体重が減っていきます。**

糖質（炭水化物、糖類）の摂取量を、1日50～100グラム以下にすると、体内の主なエネルギー源が、糖質から脂質（ケトン体）に変わります。すると、自己治癒力が向上し、老化や病気を防ぐなど、さまざまな健康効果が現れるのです。

ここでも重要なのは、**「気持ちよさ」**です。

事実、糖質制限食（ケトン食）にのっとった食事にすると、格段に体が軽くなります。それまで何となく感じていた**体の不調が「きれいさっぱり」なくなってしまった**、なんてこともめずらしくありません。

私の患者さんたちがよく口にするのは、「爽快感」という言葉です。まさにそのとおり、清々しい爽快感が得られるようになるからこそ、長つづきするのです。

驚くほど「体が軽くなる」食べ方

糖質制限食（ケトン食）がおすすめ！

糖質＝炭水化物、糖類。

摂取量の目安 1日50〜100グラム以下。

↓

主なエネルギー源が、

糖質 → 脂質（ケトン体）に

切り替わる！

自己治癒力アップ！

老化・病気を防止！

大前提「おいしくて、また食べたい！」

- 食べすぎない！
- 糖質（炭水化物、糖類）を控える！
- 野菜、海藻、きのこ、ナッツ類、魚介類は積極的に摂る！
- 食物繊維をたくさん摂る！
- 塩分、飽和脂肪、アルコールは控えめに！
- 肉類、乳製品、加工食品は、できるだけ避ける！
- できるかぎり「地産地消」の心がけで！

何を食べ、何を避ければいいか？

なるべく避けたいもの

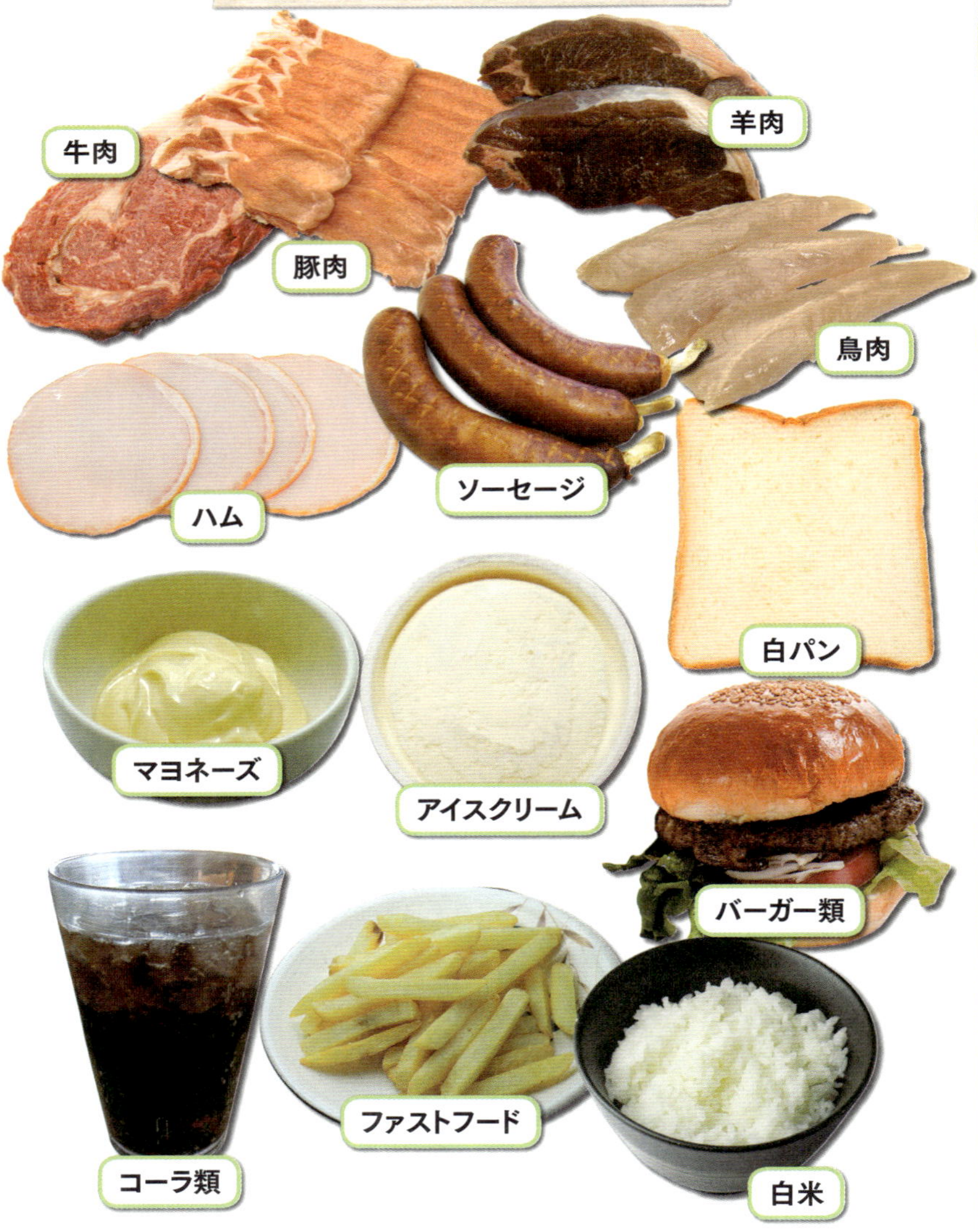
牛肉
羊肉
豚肉
鳥肉
ハム
ソーセージ
白パン
マヨネーズ
アイスクリーム
バーガー類
ファストフード
コーラ類
白米

ほかにも……

レトルト食品　コーン油　サラダドレッシング　牛乳　サラミ

ベニバナ油　ひまわり油　アルコール類　チーズ　揚げもの

積極的に摂りたいもの

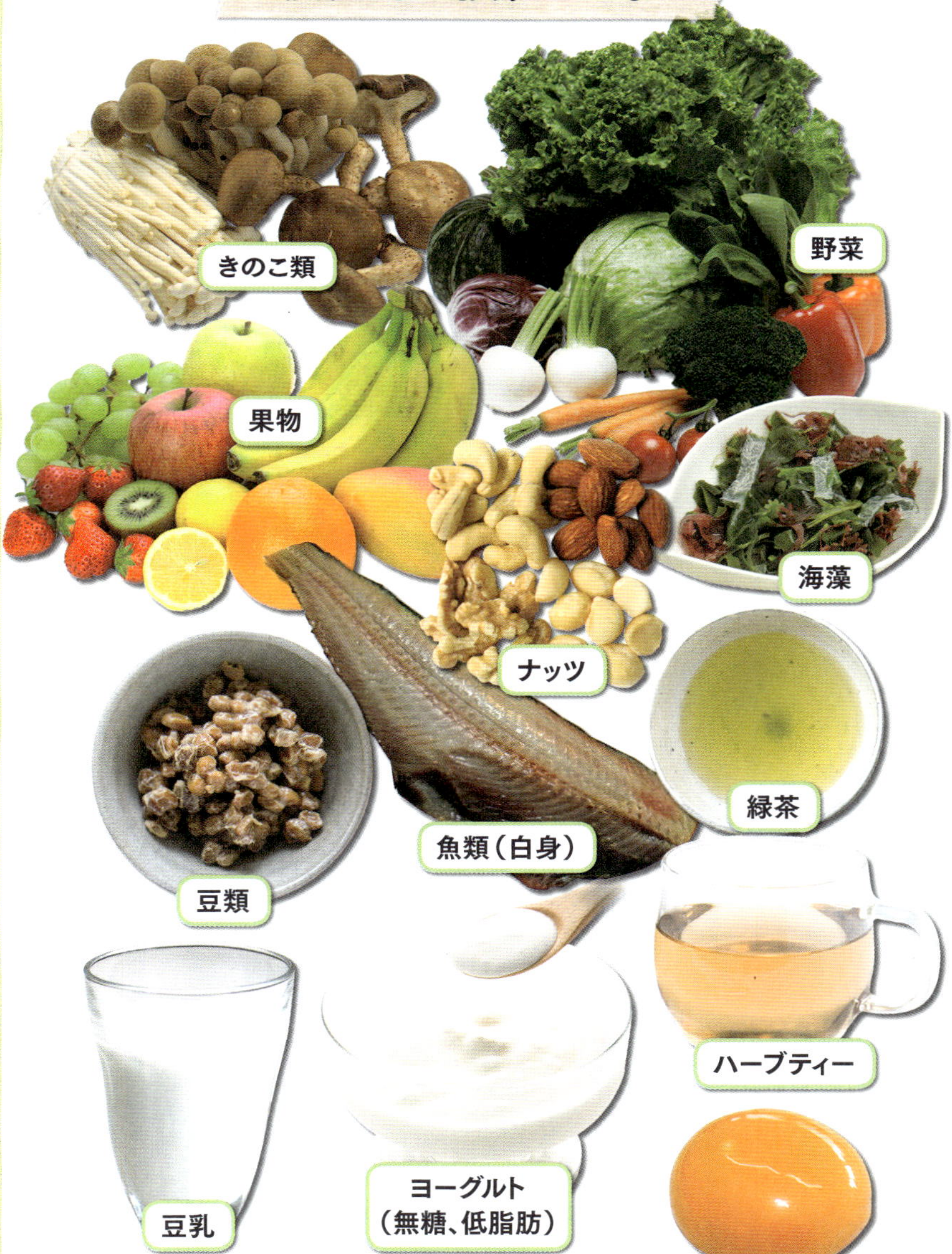

きのこ類
野菜
果物
海藻
ナッツ
緑茶
魚類（白身）
豆類
ハーブティー
豆乳
ヨーグルト
（無糖、低脂肪）
卵（卵黄）

天然サプリメント（「マルチビタミン」「マルチミネラル」「オメガ３」「ビタミンD」「プロバイオティクス」の５種類が必須だと、私は考えています）

10

薬がいらない体になる「熟睡のコツ」

「薬がいらない体」 は、**「よく眠れる体」** です。

ところが、10〜20年ほど前から不眠を訴える人が年々増え、今や国民の10パーセント近くの人が睡眠薬を常用していると言われています。

もちろん、痛みが我慢できなくて眠れないといった場合は、話が別です。ここで言っているのは、あくまでも、とくに眠りをさまたげるような不快な症状がないのに眠れないという不眠のことです。

不眠は正しく治していかなければいけませんし、治そうと思えば、睡眠薬なんか飲まなくても治ります。

睡眠薬に頼れば一時しのぎにはなるかもしれませんが、よけいに不眠をこじらせることになります。そしていよいよ不眠が慢性化してしまい、治りにくくなってしまうのです。要するに、**薬が根本的な解決をさまたげる**ということです。

ですから、**薬を飲まずに生活習慣をちょっと見直す**。そうして睡眠時間もさることながら、**睡眠の質も充実**させて、不眠を克服していきましょう。

とにもかくにも、夜、しっかりと眠れるようにすることが肝心です。

いい睡眠が明日の活力をつくる

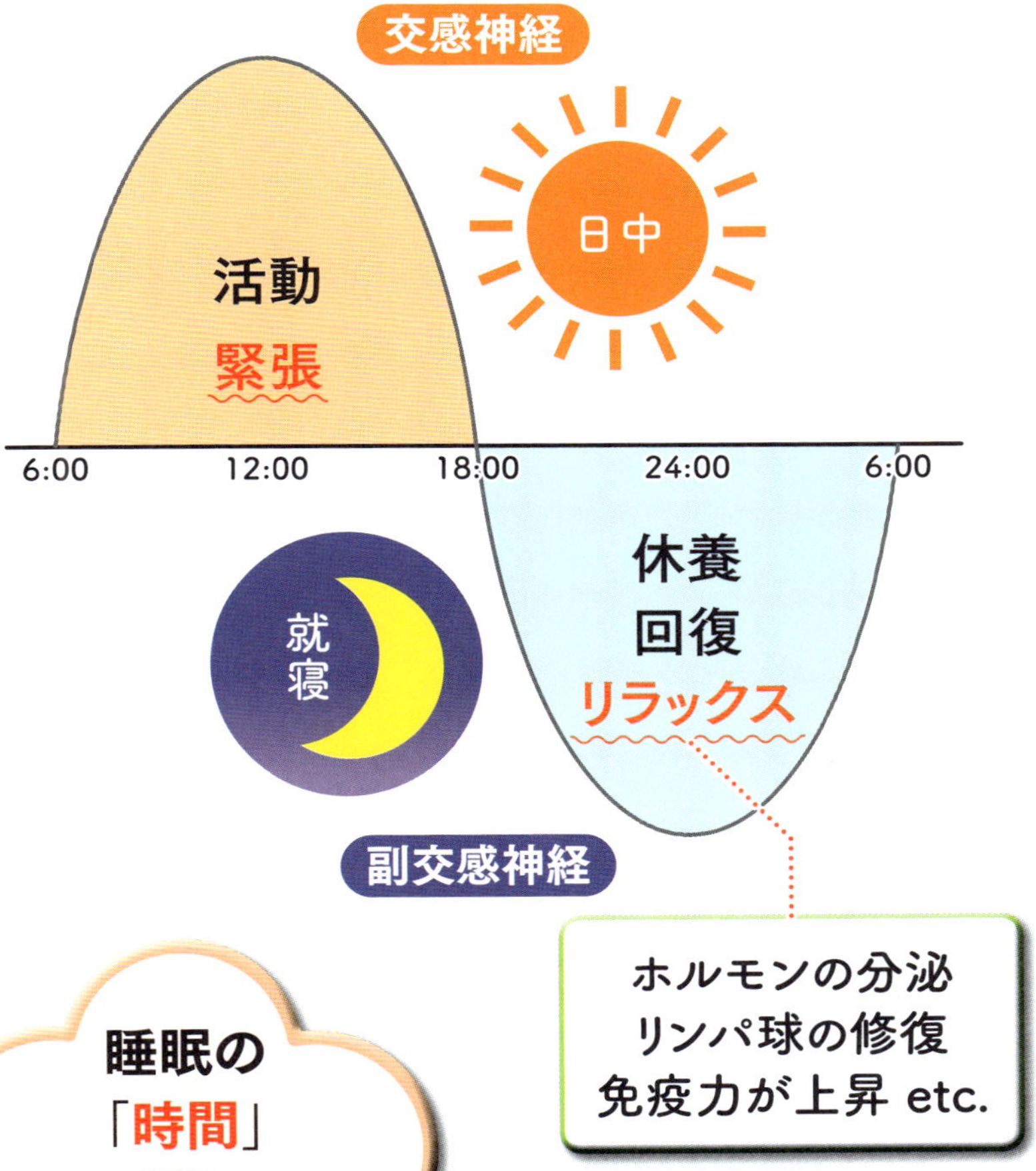

睡眠の
「時間」

「質」

「リズム」

この3つが重要！

つまり、いい睡眠が、
明日また元気に過ごすエネルギーをつくる！

11

「昼寝」はやめる

夜、しっかりと睡眠を取る一番いい方法――。

それは、**昼寝ができないほど、忙しくする**ことです。ちょっとした考え方の違いだけで睡眠薬の魔力から逃れることができます。

ただ、「昼も昼寝なんかする暇もなく忙しく働いているんだ！　くたくたになっているのに、なかなか眠れない場合はどうしたらいいんだ？」と思われた方も、いらっしゃることでしょう。

そんな場合も、もちろんさほどむずかしくありません。

そんな方は、じつは「夜も昼」なのです。つまり**夜になっても昼間を引きずっている**わけです。昼間に優勢である交感神経が夜になっても優位にあり、まだまだ心身が興奮状態になっているのです。

そんな場合は、しばし仕事を忘れて**早めに夕食をすませ、ゆっくりとお風呂に入って体を温める**のが一番。3章で紹介する「ふくらはぎマッサージ」や「温冷浴」もあわせて試してみてください。

そして昼間とはまったく関係のない本などを読みながら寝床に入れば、睡眠薬などのお世話にならなくても眠りにつくことができるはずです。

夜、しっかり睡眠を取るコツ

基本「昼間、活発に動こう！」

- 睡眠の質が悪い人の多くは、昼間、あまり動いていないもの。

寝る前に「リラックスする時間をつくる」！

お風呂でゆったり温まる

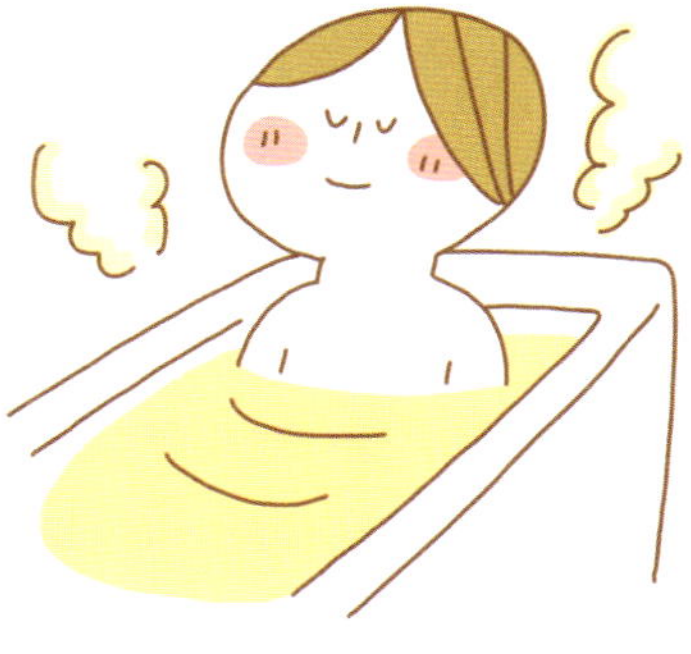

読書をする

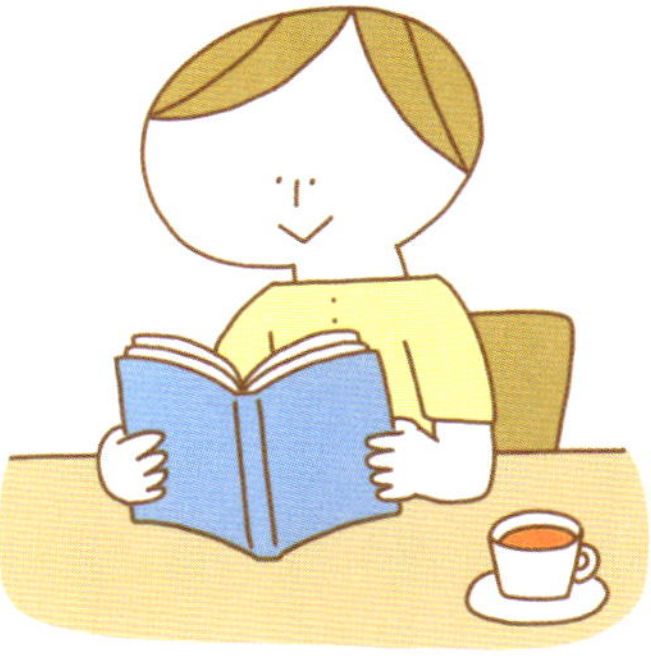

昼間に優勢だった交感神経を鎮めて、副交感神経のスイッチを入れよう！

12

「逆らわない。でも従わない」――ストレス解消法

病気――ガンをはじめ、最近の病気のほとんどを占める慢性疾患――というのは、おしなべて、ストレスによって自己治癒力が破綻することから起こるといえます。

ただ、忌避されがちなストレスも、悪いことばかりではありません。**ストレスは活力の源でもある**からです。

ストレスとうまく折り合いをつけながら、ときには**ストレスを心地よいプレッシャーとして活用しながら、自分らしく生きる**ことができれば、病気になる確率は格段に少なくなり、元気に長生きできるのだと思います。

もちろん、それができれば苦労しません。

それに、ひょっとしてあなたは、がまんできるくらいの小さなストレスなら、がまんしてしまえばいい、などと思っていませんか？

じつはこれが大きな勘違いで、実際は「**がまんできてしまう**」**くらいのストレスのほうが曲者。**

とくに、がまん強い人、いい人、責任感の強い人は、要注意。小さなストレスが積もり積もって、心の闇となり、さらには生活習慣を歪め、ひいては病気を引き起こすことにもなりかねないのです。

ストレスとの折り合いのつけ方を身につけましょう。

ストレスと折り合いをつける心の持ち方

キーワード①
「NO」

嫌だと思ったことは、はっきり「NO」と言う

「NO」と言うのは、なかなか勇気のいること。ひょっとしてそれがストレスになるかもしれません。そのストレスは一瞬です。「NO」と言えない自分を引きずってしまうほうが、ストレスが長くつづき、大きくなってしまうのです。

キーワード②
「WANT」

自分の評価で、自分の生き方を選択する

人は自分のしたいことをやっているとき、ストレス負荷が一番少ないもの。
であるならば、自分がやりたいことをやったほうが絶対にいいに決まっています。

キーワード③
「SOSO」

「いい加減」のすすめ

世の中も人生も、自分の意のままにはなかなかなりません。それでも、けっして「逆らわず」、けっして「従わず」――そんな大人の対応をしながら、うまく対処するのが「SOSO」の極意です。

COLUMN

「食べる量」と「ストレスの量」は比例する？

よく「やけ食い」と言うように、人はストレスから逃げるため、食に走る傾向があります。ストレスが「食べすぎ」の一つの大きな原因になっているということは、誰もが納得のいくところでしょう。

食べすぎをやめる一つの有力な手段は、ストレスとうまく折り合いをつけてしまうこと、と言えます。

何かに没頭していて気がついたら食事を忘れていた、という経験は、おそらく誰にでもあると思います。

「ストレス→食べすぎ」「ストレス解消→食べすぎ解消」という構図ですが、じつはその逆も成り立ちます。

つまり、**「食べすぎ解消→ストレス解消」**という構図**も、大いにありうる**のです。

絶食をすると体が軽くなり、爽快感が生まれると前述しました。それと同時に、ストレス負荷も相対的に低くなっていくというわけです。食べすぎの解消のみならず、ストレス解消のためにも、やはり「たまには絶食」をおすすめします。

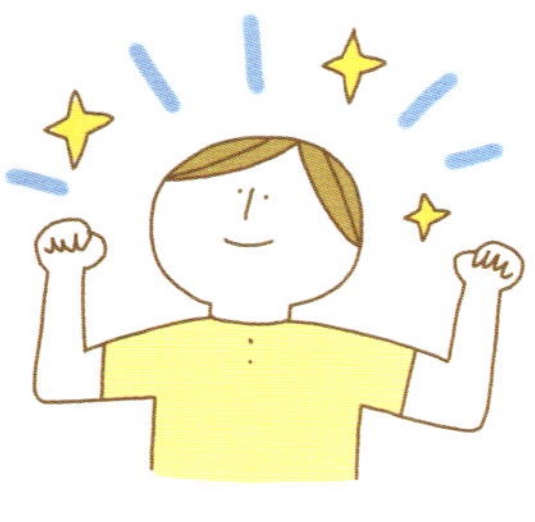

3章

実践！「医者に頼らない生活」の始め方

01 では、実際にどうやって薬をやめたらいいのか？

薬をやめる際に問題となるのは、生理的な問題、つまり、リバウンド（離脱症状）が出る場合です。

今よりももっと症状がきつくなる、いわゆる**禁断症状というものを、いかに避けるか**、ということが、重要な課題なのです。

悪い症状がなくなってくれれば、もはや薬は不要です。

薬の本命は「一時しのぎ」。その「一時」をしのぐことができれば、あとは薬はいらないはずなのです。

そして、薬が「一時しのぎ」をしてくれる間に、みなさんには、必ずやらなければならないことがあります。

それは、自助努力を怠らないこと。

薬が当面の敵をおさえてくれている間に、生活習慣を見直し、**病気を寄せつけない体をつくっておく**のです。

これが、「薬がいらない体」ということになります。

生まれたときから薬を飲んでいる、ということはありませんよね。もともとは、まったく薬を飲んでいなかったのですから、自己治癒力が高まれば、薬がなくても大丈夫なはずなのです。

要するに、**「薬がいらない体」をつくるとは、体を本来の状態に戻すということ**です。

「薬がいらない体」をつくるとは?

薬が症状をおさえてくれている間に、必ずやるべきこと――

生活習慣を見直し、病気を寄せつけない体をつくる!

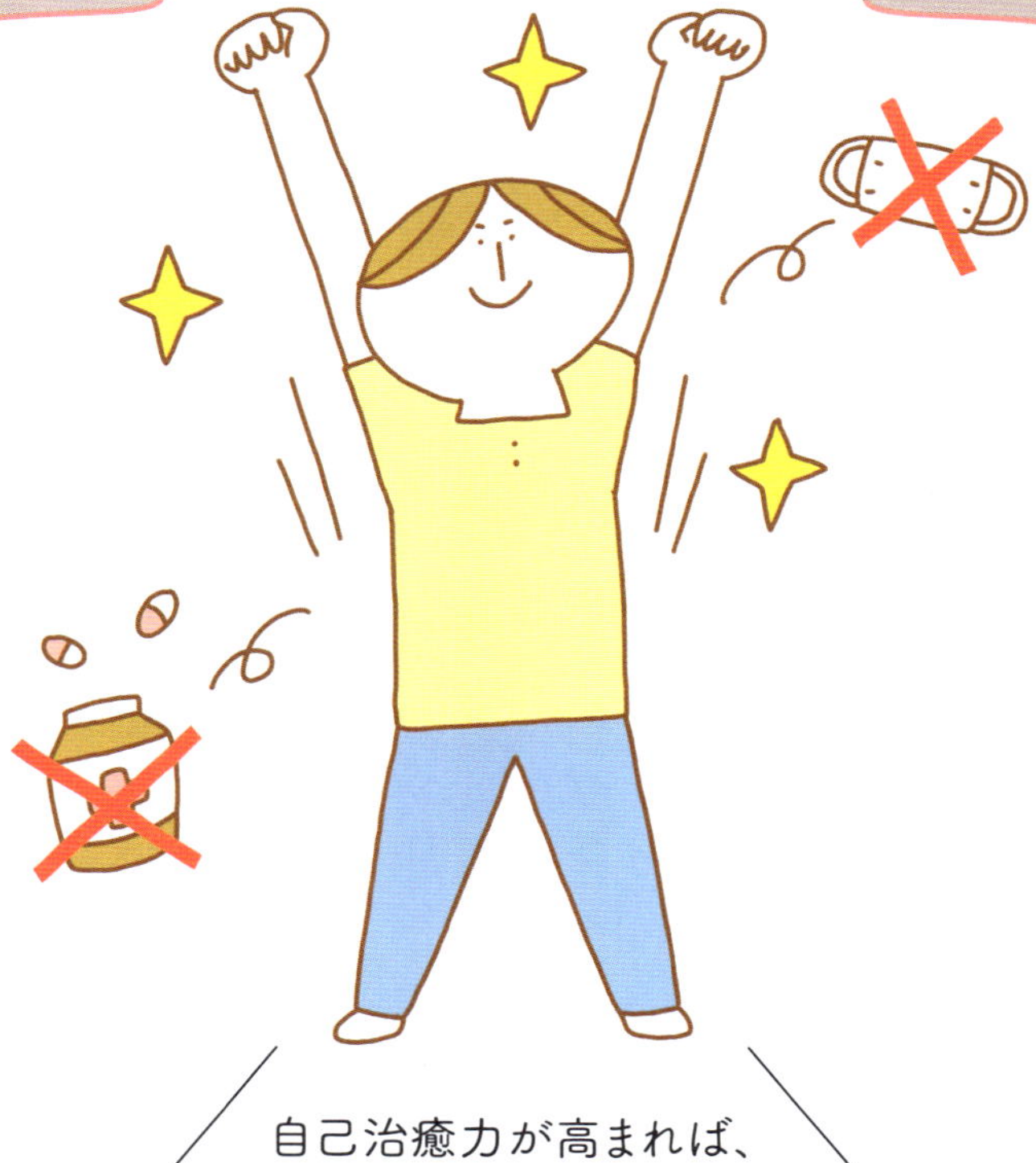

自己治癒力が高まれば、
薬がなくても大丈夫です!

「薬がいらない体」をつくるとは、体を本来の状態に戻すこと

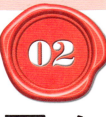

02 自分の身を「自分でキッチリ守る」第四の道

まずは**主治医に、薬をやめたい旨をちゃんとリクエストする**ことから始めましょう。

抵抗はあるかもしれませんが、患者であるみなさんが、きちんと意思表示をしなければ、何も始まりません。

それでも処方を止めようとしない無責任な医者に対しては、ともかく運がなかったと思って、以下の三つの選択肢のいずれかを選ぶしかありません。

①離脱をあきらめるか？

②懸命に主治医を説得するか？

③離脱を手伝ってくれる奇特な医者を別に探すか？

薬からの離脱をあきらめてほしくはありませんが、②も③も、なかなか至難の業だと思います。

そして残念なことに、日本には「医者——患者」という上下関係がしっかりとでき上がってしまっています。

でも、自分の身は自分で守らねばなりません。医者がのらりくらりとかわすのであれば、**自分で薬をやめることを考えてみてください**。

先の三つの選択肢にはなかった「第四の道」です。

「薬をやめる覚悟」を持とう

医者の言い訳に耳を傾けてはいけません！

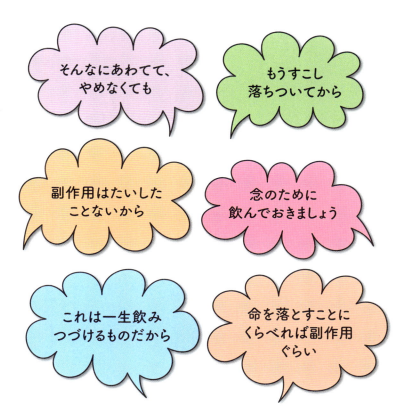

そんなにあわてて、
やめなくても

もうすこし
落ちついてから

副作用はたいした
ことないから

念のために
飲んでおきましょう

これは一生飲み
つづけるものだから

命を落とすことに
くらべれば副作用
ぐらい

ドクターズルール425（医師の心得集）

「中止して具合が悪くなる薬など
ほとんどない」

03

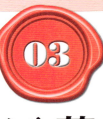

薬は「だましだまし、ぼちぼち減らす」

自分で薬をやめるには、一つ、コツがあります。

それは、「**だましだまし、ぼちぼち減らしていく**」ということ。これが私の結論です。

すぐにでも決別したい薬ですが、いきなり全部をやめてしまうのは、やはり得策ではありません。

世の中には、「薬の飲み方」に関する本はあふれているのに、「薬のやめ方」に関する本となると、ほとんど見かけません。

それは、おそらく**日本人の根強い「薬信仰」**のせいでもありますが、加えて「薬のやめ方」を杓子定規のマニュアルにするのは、とてもむずかしいことでもあるからでしょう。

私は薬の離脱に関して数多く経験してきていますので、私の話は参考になると思います。

ですが、薬の常用期間が長かったり、症状が重かったり、また薬の種類によっても、多少の例外は考えられます。そのあたりは斟酌《しんしゃく》していただかなければいけません。（このような言い訳はできればしたくないのですが、ひと言つけ加えておかないと、必ず突っ込んでくる輩がいるのです。ご容赦ください）

「だましだまし、ぼちぼち」——賢い薬の離脱法

薬をやめたいのにやめられない壁とは？

①心理的な壁

薬をやめて
よけいに悪くなったら
どうしよう……。

②生理的な壁

リバウンド、
あるいは、
離脱症状が出る場合。

● すぐにでも決別したい薬ですが、
いきなり全部をやめるのは得策ではない！

私の結論

**薬は「だましだまし、ぼちぼち」
減らしていく。**

様子を見ながら、
４週間かけて！

04 この「4週間ルール」が寿命を決める！

薬の大部分は、「4週間」でやめられます。

これを私は「**4週間ルール**」と呼んでいます。

「4週間の根拠は？」とよく聞かれるのですが、「経験です」としか言いようがありません。

ただ、経験をあと追いする形で「4週間で薬から離脱できる理由」を考えてみると、おそらく、**4週間（1カ月）くらいで、おおよその体質が変わる**からでしょう。

一番重要で気を使わなくてはならないのは、第1週です。これまでフルに常用していたものを**半分に減らす最初の段階は、とくに細心の注意が必要**なのです。

ごく稀にですが、最初の「半分にする」段階に2～3週間ほどかかる場合もあります。ただトータルの日数としては、今のところ、ほぼ全例、問題なく4週間で薬と決別しています。

たとえば、消炎鎮痛剤、脂質異常症治療薬（コレステロールや中性脂肪を下げる薬）、痛風治療薬、胃薬、降圧剤、便秘薬、睡眠薬、鎮痛剤、糖尿病治療薬（2型）などです。離脱症状も、ほとんどないはずです。

ただし何度でも言いますが、**患者さんの自助努力は必要不可欠**ですし、慎重に経過を見守ることも必須です。

自分も家族も「幸せにする」法

ほぼすべての薬は「4週間」でやめられる！

ここが重要！ 薬の量を半分にして様子を見る。

	薬の量	
第1週		1/2
第2週	第1週で不具合がなければさらに半分に。	1/4
第3週	第2週で不具合がなければさらに半分に。	1/8
第4週	ここまで不具合がなければさらに半分に。	1/16

第4週のあと、不具合がなければ離脱成功！

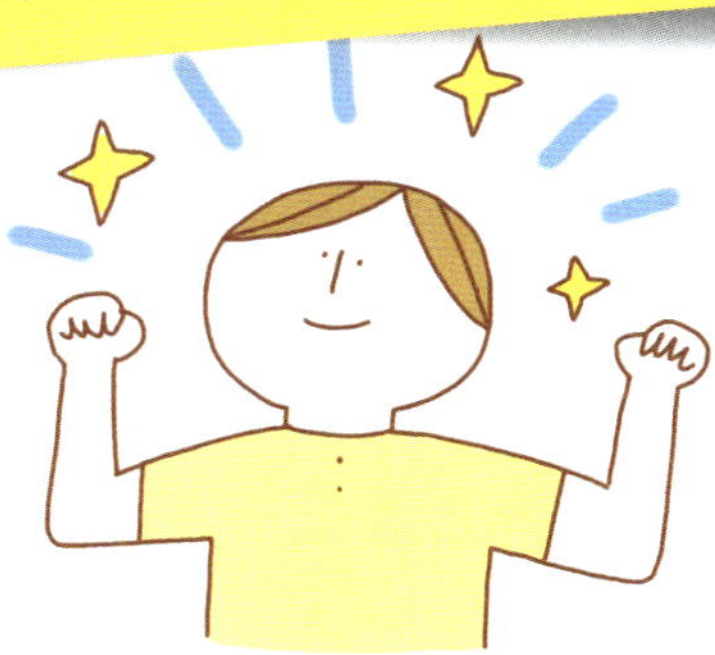

05
たった「3カ月」で、あなたの体は強くなる！

「薬のない生活が想像できない。薬なしではいられない」そんなケースも、よく見られます。正直、これはやっかいです。リバウンド（離脱症状）が考えられますし、症状が逆に悪化してしまう場合もあるからです。

たとえば、**アトピー性皮膚炎**。

もともと「アトピー」というのは、炎症反応（＋酸化反応）です。その炎症反応を劇的におさえてくれているのが、「ステロイド」なのです。

しかしそれは、**体本来の自己治癒力が著しく低下しているということ。**

ステロイド外用剤を使用している場合、1年以内の短期使用であればさほど問題はないのですが、1年以上使用している場合には、免疫抑制の状態に陥ってしまっているので少し注意が必要です。

こうしたステロイド剤常用者には、爪もみ療法（80ページ）に温冷浴（82ページ参照）をあわせ、場合によっては専門家による刺絡《しらく》療法も併用しながら、外用剤を徐々に減量していきます。

私の経験から言えば、重症の場合は4週間とまでいかなくても、**多くは3カ月ほどで離脱が可能**です。

長期常用中の薬をやめる場合

精神安定剤、睡眠剤、抗うつ剤のやめ方

1 年以上の長期で常用している場合、
急激に薬を減らすと危険！

- 攻撃的になる
- 非常に落ち込む
- 自殺願望
- 発汗動悸
- 自律神経症状
- 不定愁訴

「向こう半年くらいで薬をやめましょう」
というくらいの目標を立てる。

生活習慣の改善を！

- 24時間のリズムを整える
- ストレッチ運動（44-45 ページ参照）
- ウォーキング（47 ページ参照）
- 易筋功（84 ページ参照）
- 腹式呼吸（41 ページ参照）
- 温冷浴（82 ページ参照）
- 爪もみ療法（80 ページ参照）

06

「体の段取り」に従おう

たいていの風邪は一過性です。こじらせなければ、**2〜3日で自然に治る**ものです。

しかし、風邪で医者にかかると、よく抗生物質が処方されます。

抗生物質は、「非常に効きがいい」あまり、体内に必要な菌までも殺してしまいます。腸の常在菌などは、その最たるものだということは、前にも述べました。

大切な腸内環境を、たかが風邪ごときで、抗生物質を服用してしまったために破壊してしまうことになるなんて、これほど理不尽な話はありません。

さらにつけ加えますと、じつは風邪に解熱剤も好ましくありません。

なぜなら、**体はあえて体温を上げて、免疫細胞が本領を発揮できるように段取りをしている**からです。

つまり、熱が出るのは体の防衛機能が働いているからであり、風邪のときはむしろ、体温が上がるままにしておいたほうが、治りが早いということです。

不快な症状は速やかに解消したいという気持ちもよくわかるのですが、ここは体の声に耳を傾けて、最近の不摂生を反省しながら、養生しましょう。

「風邪」に薬は必要ない！

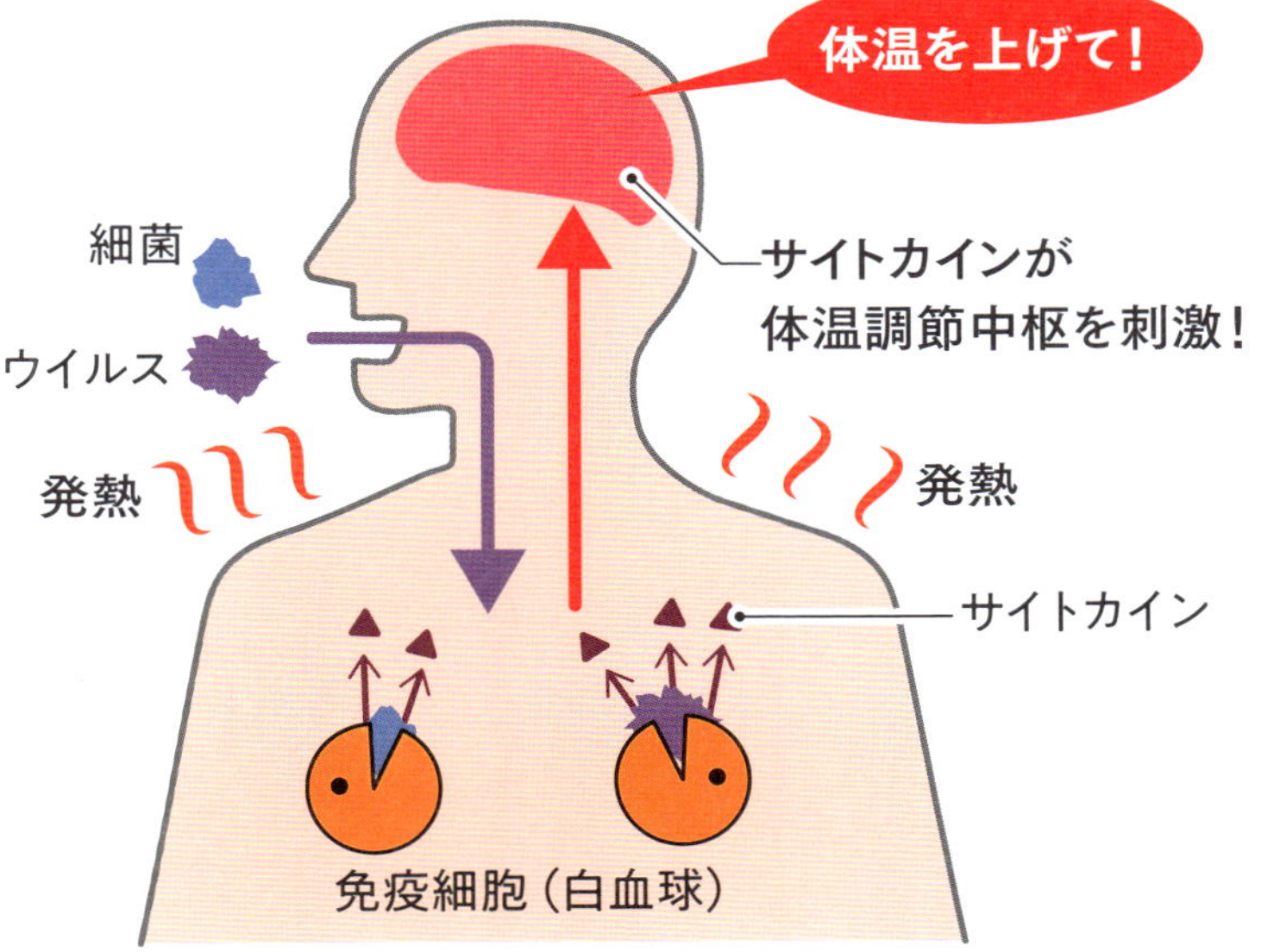

「発熱」の役割とは？

- ウイルスの増殖をおさえる。
- 白血球を活性化する。
- 免疫機能を高める。

風邪をひく＝自己免疫力低下のサイン！

仕事は早めに切り上げ、家事は少しだけ
手抜きをし、栄養のあるものを食べて、
夜は8時間ほどの睡眠を取ろう！

07 薬ゼロで高血圧を治す――カギは「下半身」

薬を飲まずに、血圧を下げる方法があります。

ここでぜひご紹介したいのが、「**下《か》肢《し》挙上《きょじょう》**」と「**ふくらはぎマッサージ**」という方法です。

抹消の血管（毛細血管）が細くなってしまい、抵抗が大きくなると、心臓はよけいに力を入れて血液を押し出さなければなりません。

これはとてもわかりやすい理屈なのですが、人の握りこぶしほどの大きさでしかない心臓に、そんな大役を命じてしまうのは、少し酷です。

たしかに、細い血管を押し広げるというのも一つの方法かもしれませんが、逆に、静脈の側から血液を引っぱってみるという考え方もあります。

それが、「下肢挙上」と「ふくらはぎマッサージ」なのです。

下半身を心臓の位置より高くする。

ふくらはぎの筋肉を動かす。

すると、静脈の流れ（還流）がうながされ、結果として、全身の血の巡りが格段によくなるというわけです。

もう一つ、「心臓に戻る血液を多くしてあげる」ことも有効です。やり方は、先の二つの方法になります。

血の巡りをよくする「眠り方」

下肢挙上《かしきょじょう》

枕やクッション、毛布を丸めたものなどを足の下に置き、15度くらいの傾斜をつけて寝る。

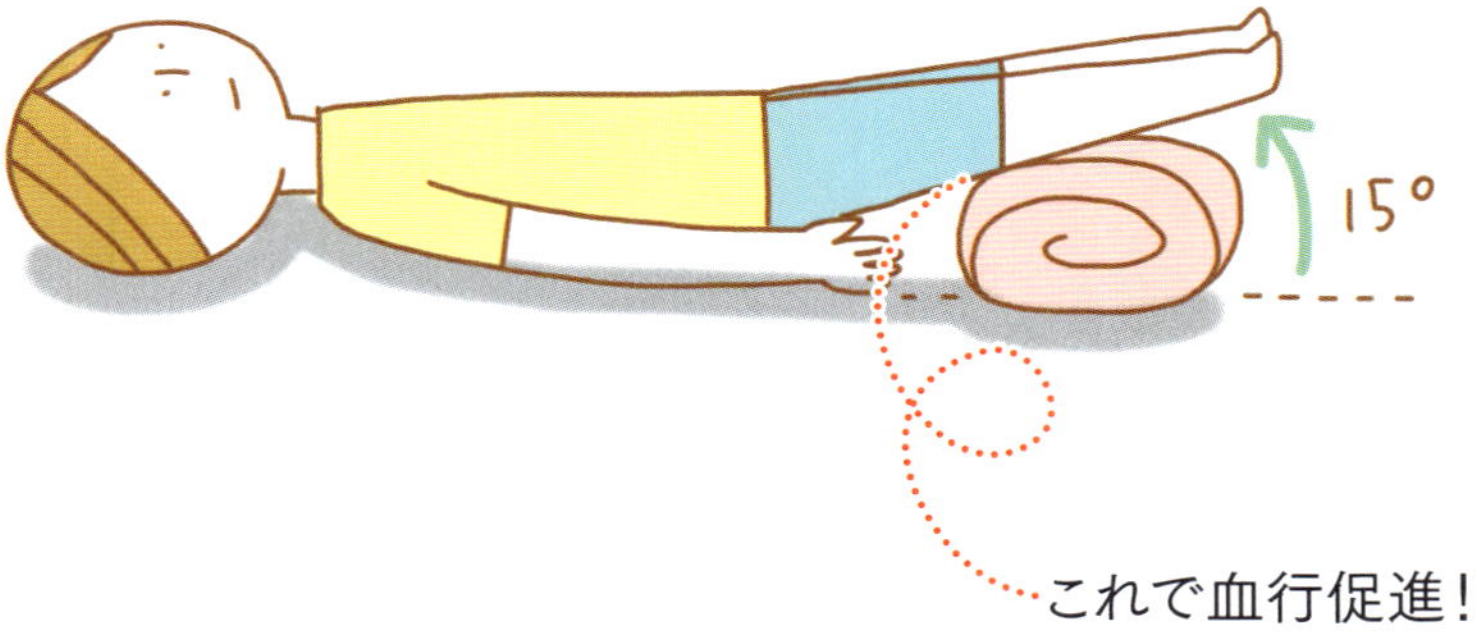

心臓に戻る血液を多くしてあげれば、全身の血流も自然に多くなります！

ふくらはぎマッサージ

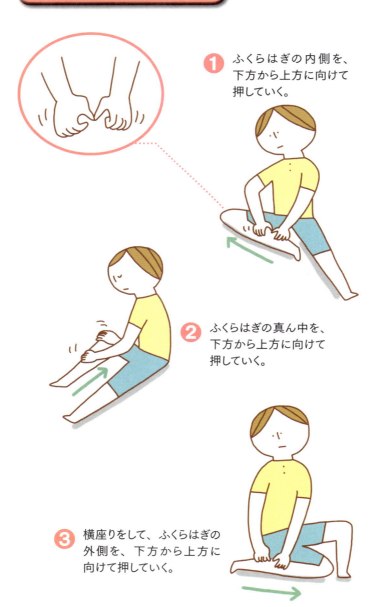

1 ふくらはぎの内側を、下方から上方に向けて押していく。

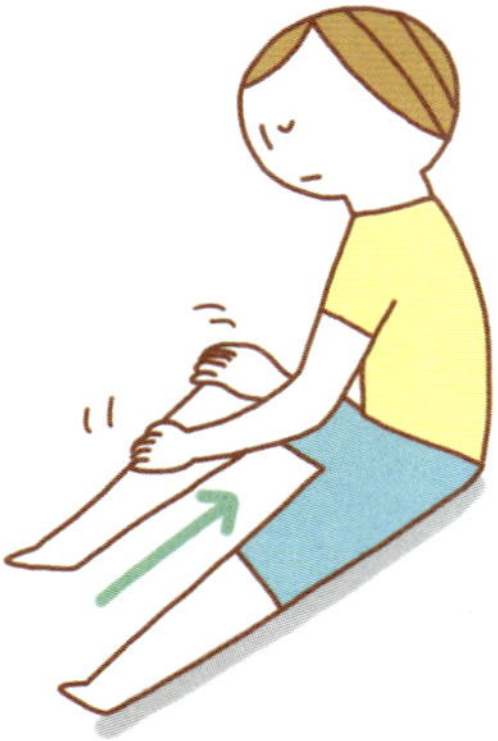

2 ふくらはぎの真ん中を、下方から上方に向けて押していく。

3 横座りをして、ふくらはぎの外側を、下方から上方に向けて押していく。

4 アキレス腱をつまむようにして、下方から上方に向けて押していく。

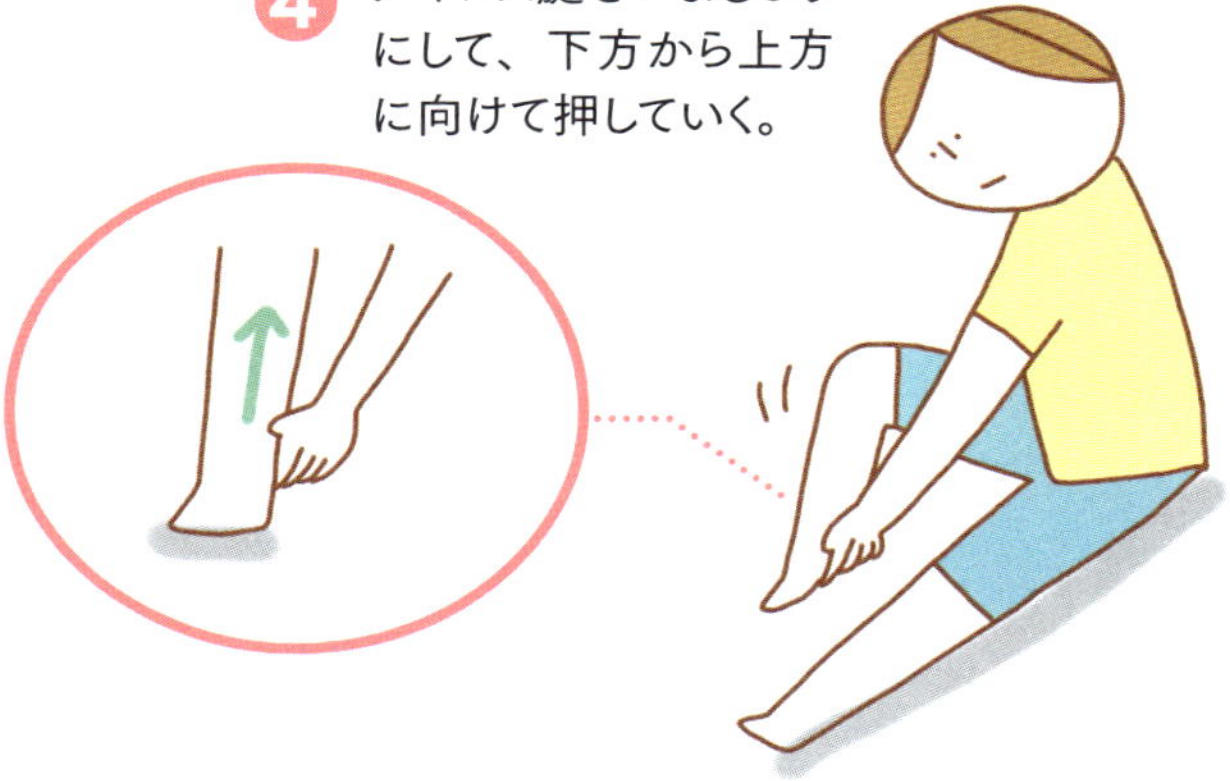

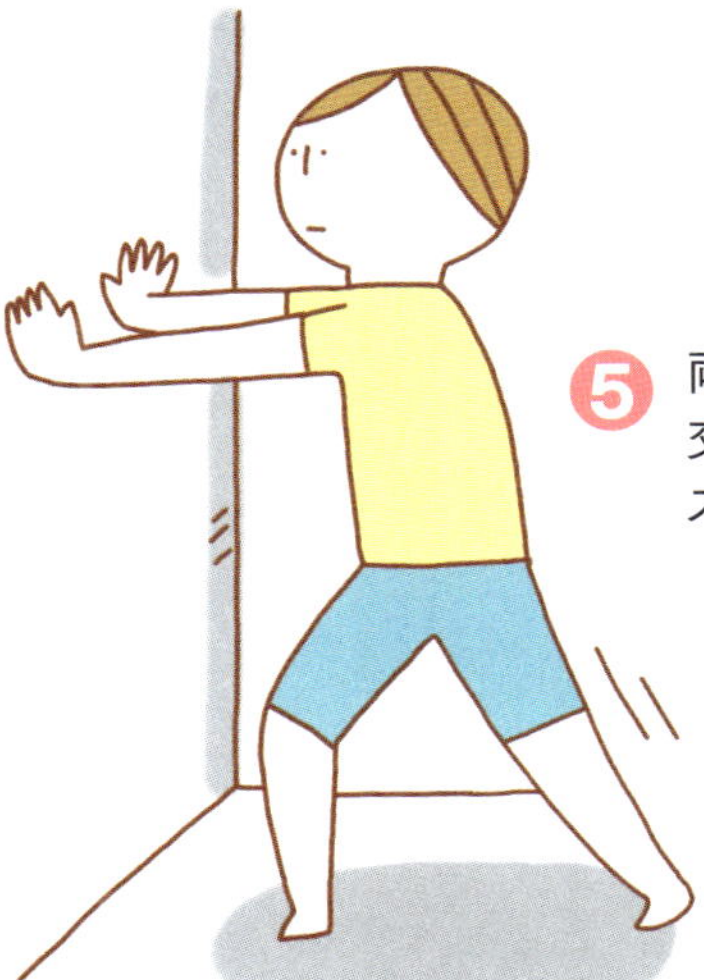

5 両手を壁につき、左右交互にふくらはぎとアキレス腱を気持ちよく伸ばす。

静脈の流れ（環流）がうながされ、
全身の血の巡りが格段によくなります！

08

2分間、爪をもむ——免疫力を上げる「爪もみ療法」

免疫力を簡単に上げる方法があります。

本当に簡単です。**手の指の爪をもむだけ**です。

これを「爪もみ療法」と呼びます。爪もみ療法には、**自律神経のバランスとリズムを整える**効果があります。

自律神経とは、自分の意志で体の各部分を動かす運動神経などに対し、自分の意志とは無関係に働く神経のことを指します。

体の内部からの情報や外部からの刺激に対して自動的に反応し、循環・消化・代謝・体温調節・生殖などの生体機能を、うまくコントロールしてくれているのです。

この自律神経には「交感神経」と「副交感神経」があります。交感神経は、緊張してストレスのかかるときに優位に働いています。夜眠っているときやリラックスしているときには、副交感神経が優位に働いています。

平たく言えば「ON」と「OFF」のスイッチを切り替えるように、**必要に応じて両者が切り替わる**ことで、体の機能がうまく保たれるようにしているのです。

爪の生え際には、自律神経のツボ（治療ポイント）があります。これをまんべんなく刺激することで、自律神経が働くバランスやリズムを整えることができます。

免疫力がぐんぐん高まる習慣

爪もみ療法

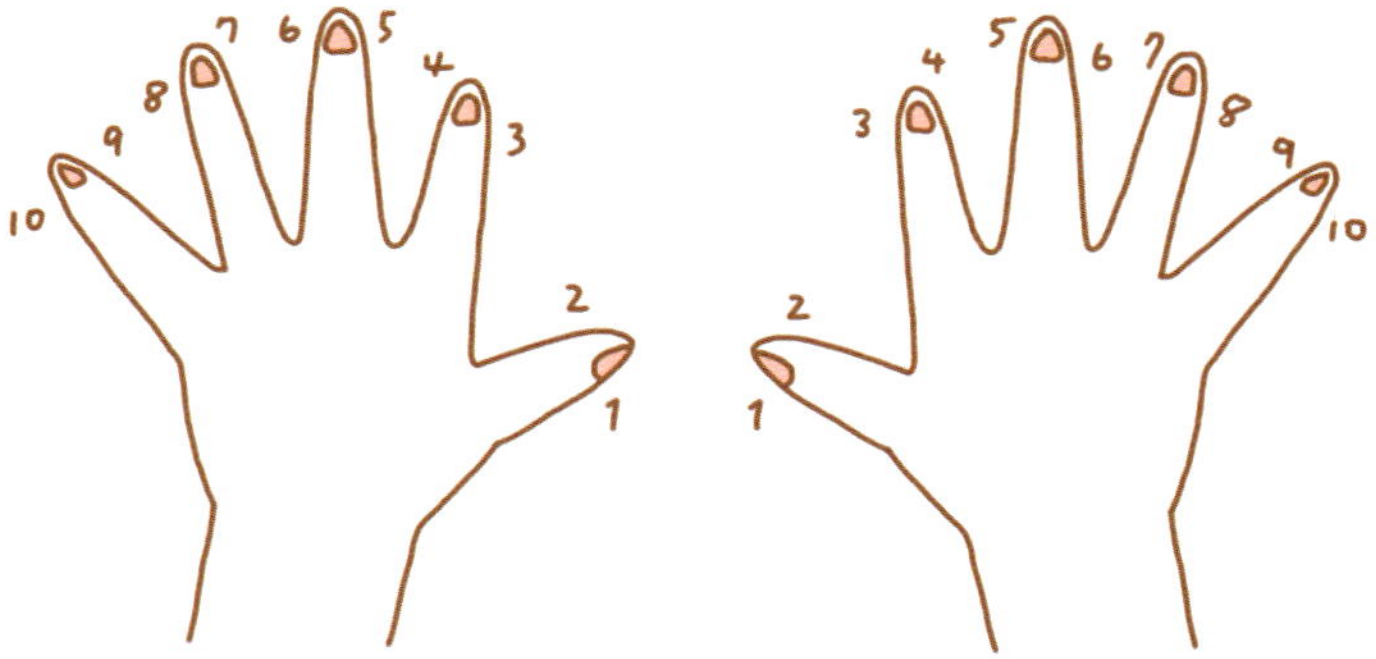

「自律神経のツボ」は、両手・両足すべての指の爪の生え際にあります。

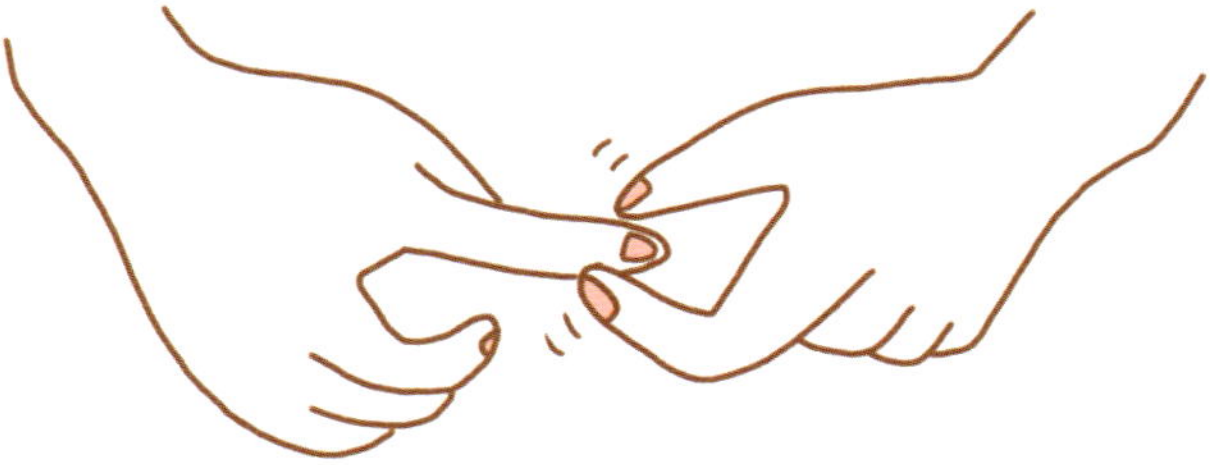

刺激する指のツボを、親指と人さし指ではさみ、約 10 秒間、少し痛みを感じるくらいの強さでもむ。

1日10回くらいを目安に！

09

全身の血行を著しく改善する「温冷浴」のすすめ

免疫力を上げるには、**「温冷浴」**もかなり効果があります。

これも非常に簡単。

お風呂に入るときに、「お湯につかる」「水シャワーを浴びる」を交互にくり返すだけです。

やり方は、左図のとおり。

こうして「温」の刺激と「冷」の刺激を交互に与えることで、自律神経のバランスとリズムが整えられ、全身の血行が著しく改善され、新陳代謝が活発になります。

また、**免疫をつかさどるリンパ球も増える**という効能抜群の方法です。

行なうのは朝でも夜でもかまいません。ただし、心臓に疾患のある方など**体に不安のある方は、絶対に無理をしないでください。**

水シャワーは、いきなり全身に浴びるのではなく、手先・足先から始めるといいでしょう。水温も、最初は30度くらいから始め、慣れるにしたがって徐々に水温を下げていくといいでしょう。

毎日の入浴にこの「温冷浴」を取り入れることで、免疫力が鍛えられ、ぐんぐん体が強くなっていきます。

「体のリズムを整える」習慣

温冷浴

1 温

体が温まるまでお湯につかる。（湯温 40℃前後）

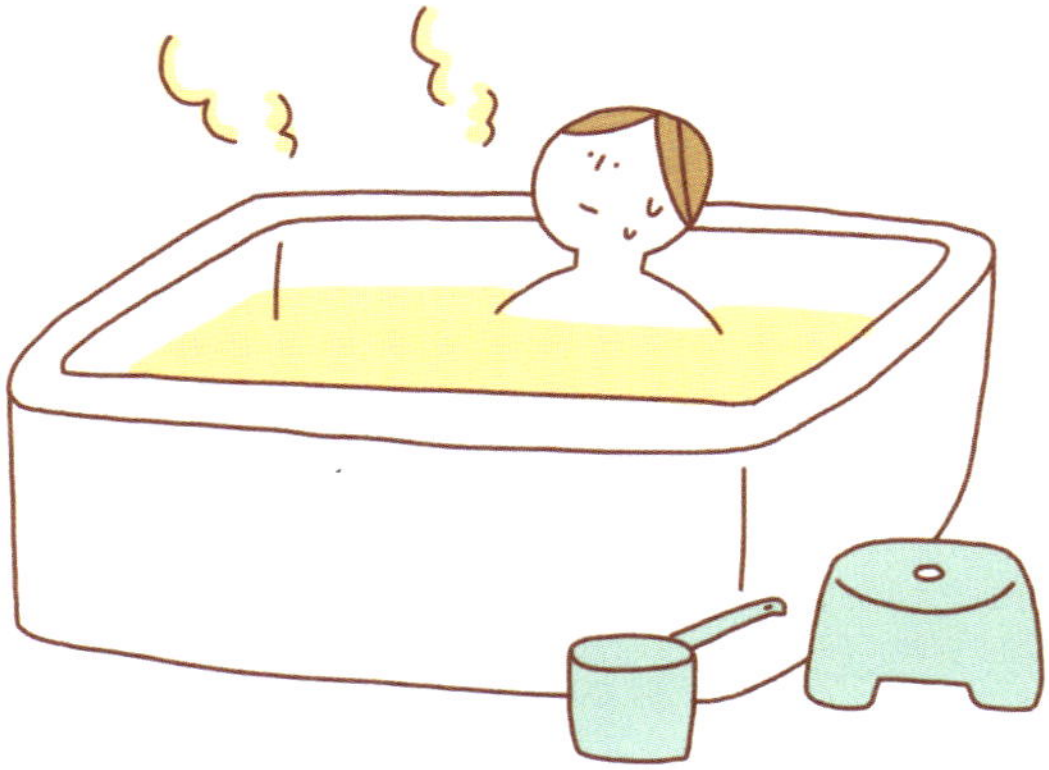

2 冷

水シャワーを30秒間ほど浴びる。（水温 20℃以下）

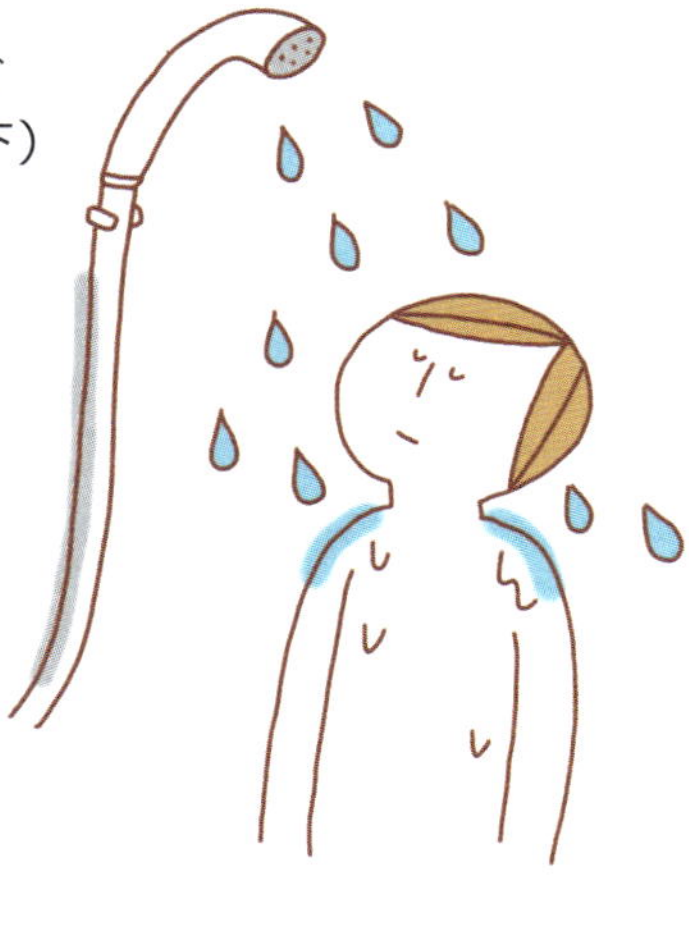

3 温→冷→温→冷→温→冷で終了！

10

「体をぐんぐん強くする」法

——易筋功

「痛み」は、心身の苦痛のなかでも最上位のもの。

痛みを止めることは、医療の大きなテーマです。

中医学の考え方だと、氣が滞り、血流が淀んだところに痛みが生じます。したがって、**氣の滞りを解消し、血の巡りをよくすれば痛みは消える**ということになります。

実際、私は、中医師が外気功（人に対して行なう気功）によって、一瞬にして患者の痛みを消し去る実演を目の当たりにしました。

何より驚いたのは、「**易筋功**《いきんこう》」と呼ばれる手法です。

これは、自然治癒力を高める気功の理念を中心に、少林寺や太極拳を組み合わせ、しかもそれを誰にでもできるように簡略化した整体手法です。

マッサージやストレッチと合わせて、この「易筋功」を行なうと、まさしく中医師の言うとおりに、私の持病の頭痛が次第に消えていってしまったのです。

このときばかりではありません。いつもなら頭痛に襲われてもおかしくない局面になっても、まったく頭痛が起こらなくなったのです。

「**薬を常用しなくても病気は治せる**」という私の確信はますます強まりました。

たった20分！「体をぐんぐん強くする」法

易筋功《いきんこう》

1 腹式呼吸

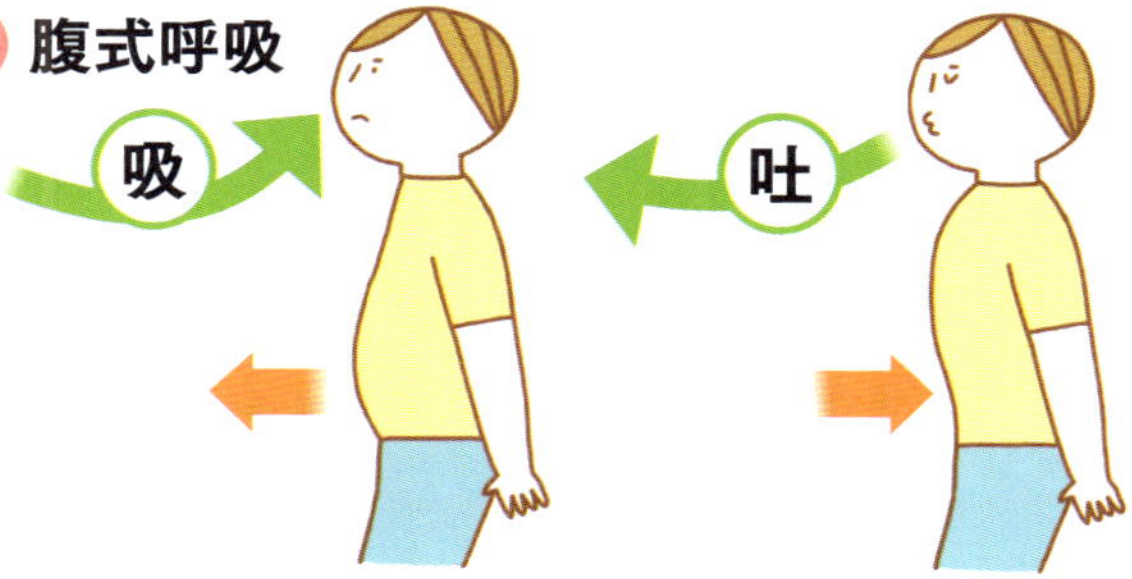

約30秒

まず、お腹をへこませながら、口からゆっくり、長く息を吐く。
息を吐ききったら、お腹をふくらませながら鼻から自然に吸う。

2 合掌

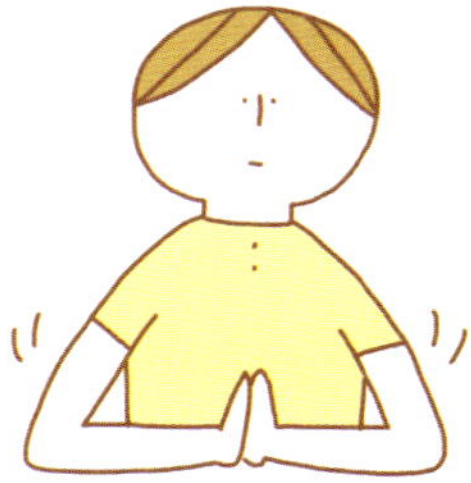

約30秒

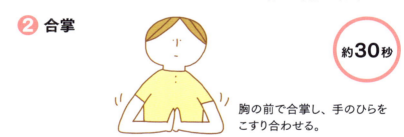

胸の前で合掌し、手のひらをこすり合わせる。

3 左腕をさする

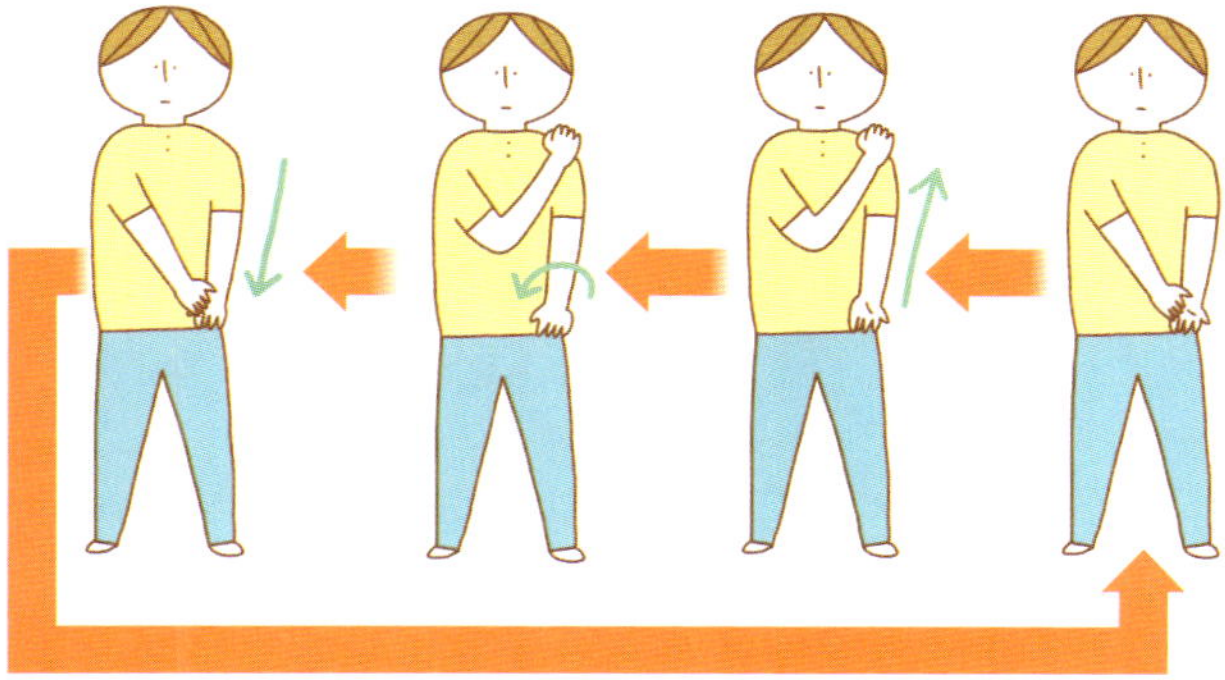

約3分

左の手のひらを前に向けて下に伸ばし、右の手のひらを重ねる。

右手を、左手の先から腕に沿って左肩までスライドさせる。左の手のひらをうしろに向ける。右手を手先までスライドさせる。これをくり返す。

※易筋功は、痛み止めのみならず、健康全般の回復、または維持に役立ちます。

86ページにつづく

❹ 右腕をさする

約3分

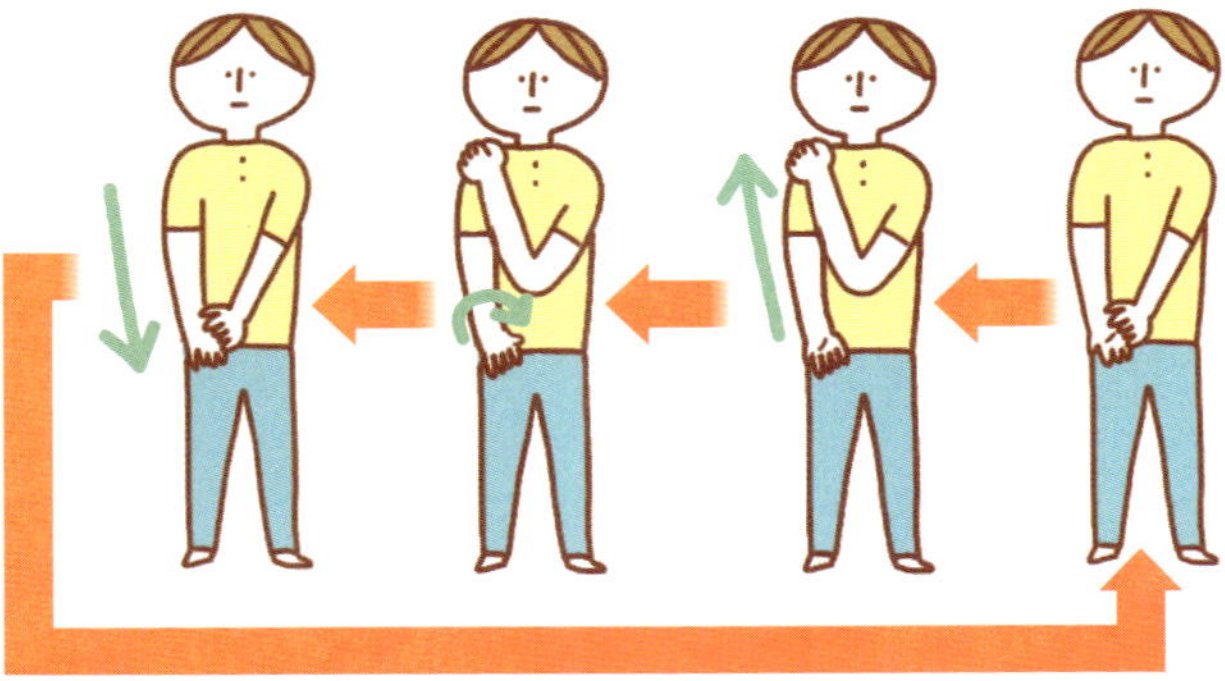

③の手順で、左右の手を逆にして行なう。

❺ 合掌

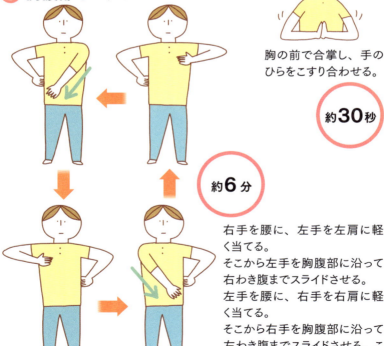

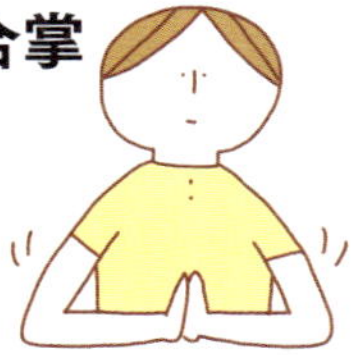

胸の前で合掌し、手のひらをこすり合わせる。

約30秒

❻ 胸腹部をさする

約6分

右手を腰に、左手を左肩に軽く当てる。
そこから左手を胸腹部に沿って右わき腹までスライドさせる。
左手を腰に、右手を右肩に軽く当てる。
そこから右手を胸腹部に沿って左わき腹までスライドさせる。これをくり返す。

❼ 合掌

約30秒

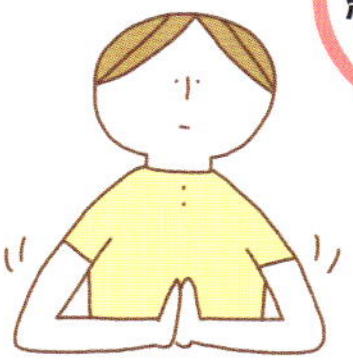

胸の前で合掌し、手のひらをこすり合わせる。

❽ 腰背部をさする

約3分

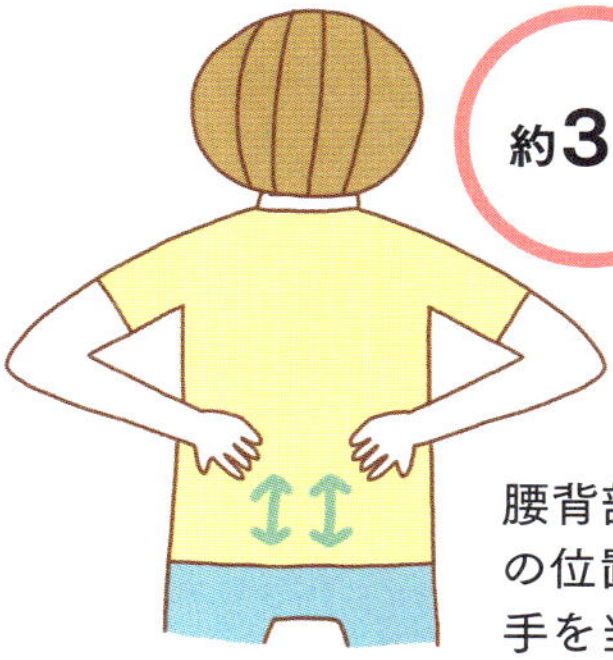

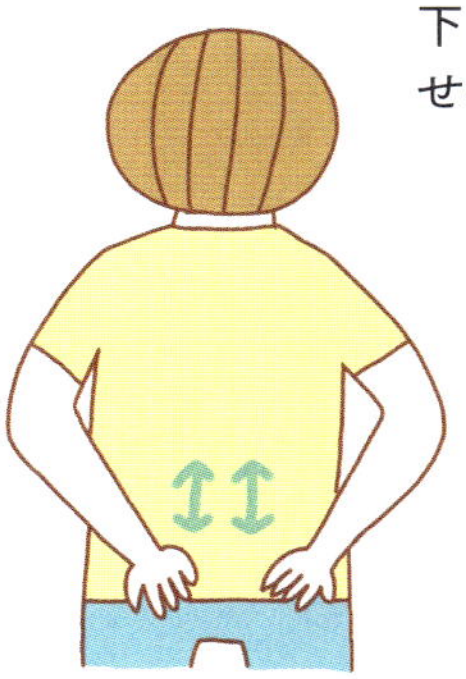

腰背部（腎臓の位置）に両手を当て、上下にスライドさせる。

❾ 合掌

約30秒

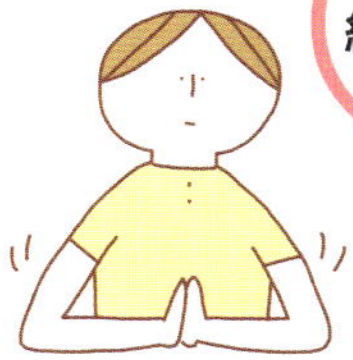

胸の前で合掌し、手のひらをこすり合わせる。

❿ 頭部をさする

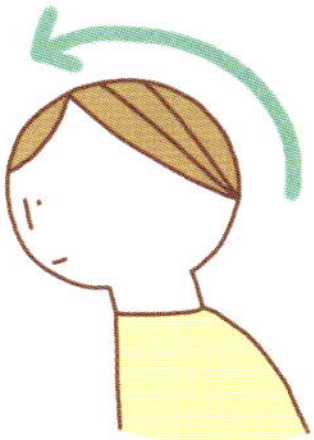

頭頂部と首のうしろに片手ずつ当て、首の後ろから頭頂部、額まで交互にスライドさせる。

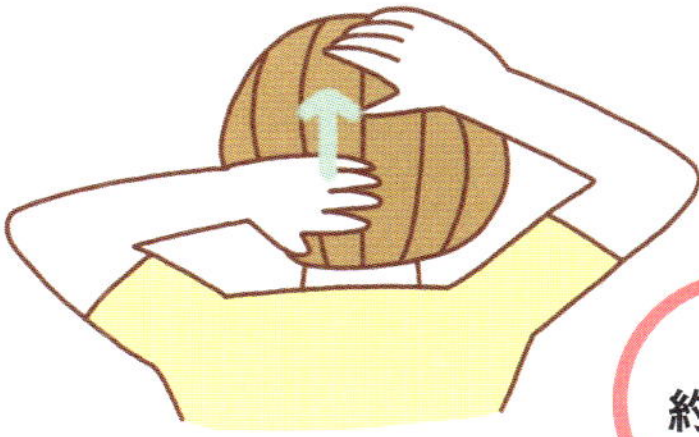

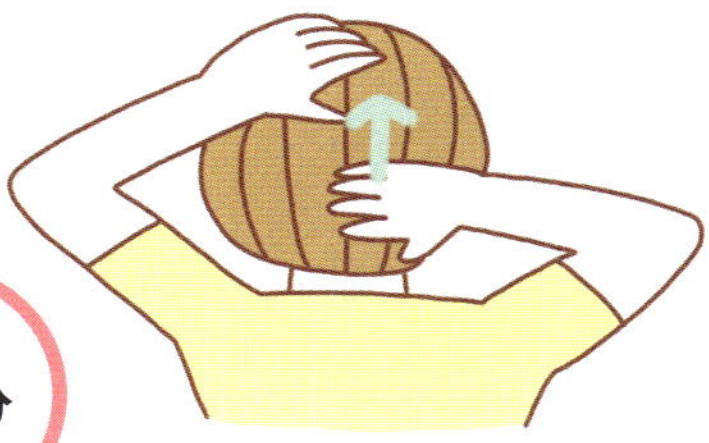

約3分

11

がまんできない頭痛を「たちどころに収める法」

「痛み」にも、薬を飲まずに対処することは可能です。

以前、私は、緊張がつづいたあと、少しほっとしたときに頭痛が起こることが頻繁にありました。

これは典型的な**筋緊張性の頭痛**です。緊張により血流が滞り、鈍痛が生じていたのが、ほっとしたとたんに血管が一気に広がるために、今度はズキンズキンとした痛みに襲われるのです。

しばらくがまんをしていれば、時間とともに痛みも癒えていきますが、わかってはいても、つい頭痛薬に手を出してしまっていました。

そこで私は、前述の中医師に教わったことを自分自身で試してみることにしました。

頭痛に襲われたときに、まず頭や首の筋肉（結合組織を含む）をマッサージしたり、ストレッチをしてみたりしました。合わせて、「易筋功《いきんこう》」を行なうと、頭痛が次第に消えていったのです。

「頭痛に効くツボ」もおすすめです。

痛みに襲われたときに「百会《ひゃくえ》」「風池《ふうち》」「太陽《たいよう》」「合谷《ごうこく》」などのツボを少し強めに押すと、**スーッと痛みが引いていくのが実感できる**はずです。

気持ちよく「頭痛を収める」法

ツボ

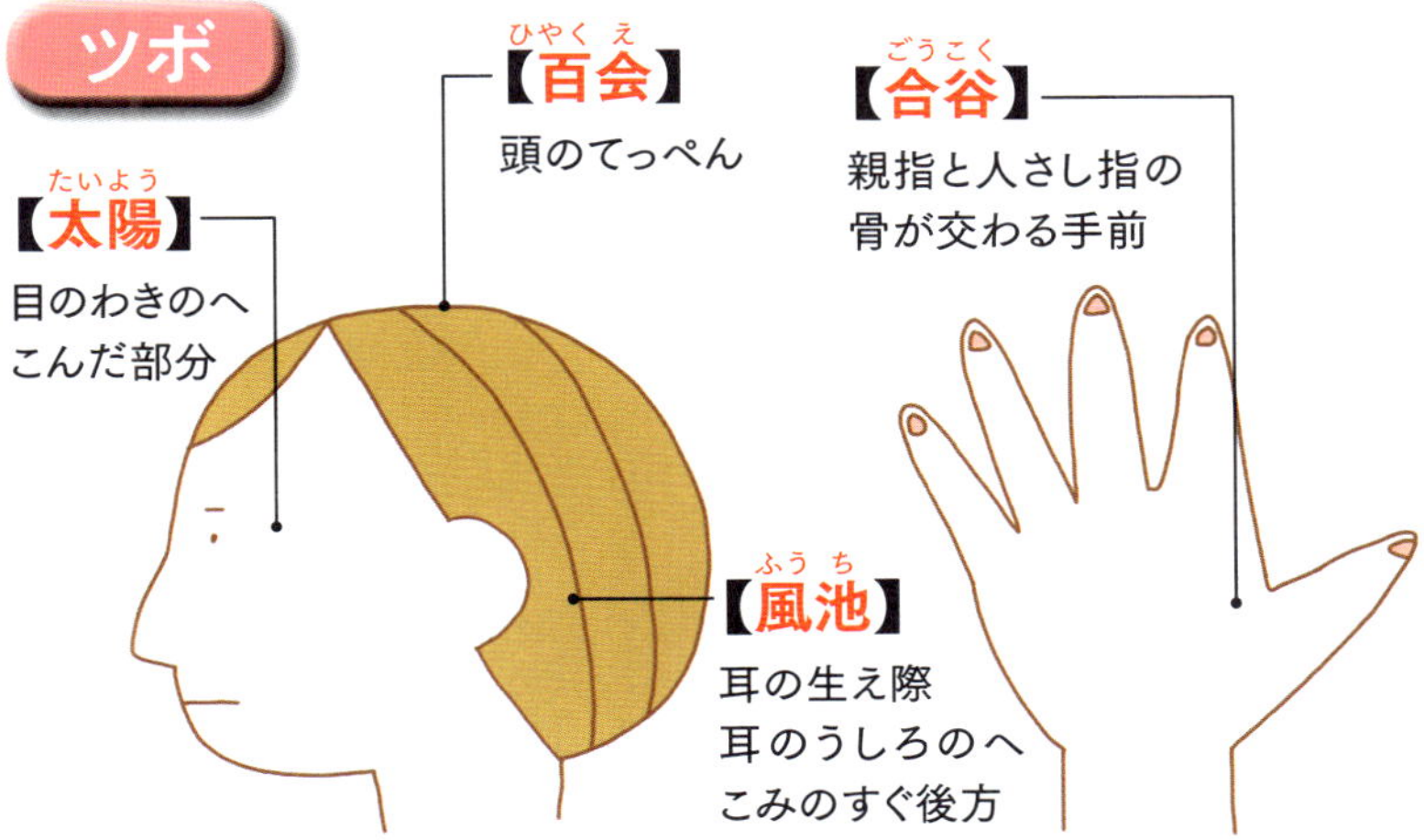

易筋功《いきんこう》

●「頭痛」や「目のかすみ」が気になるとき

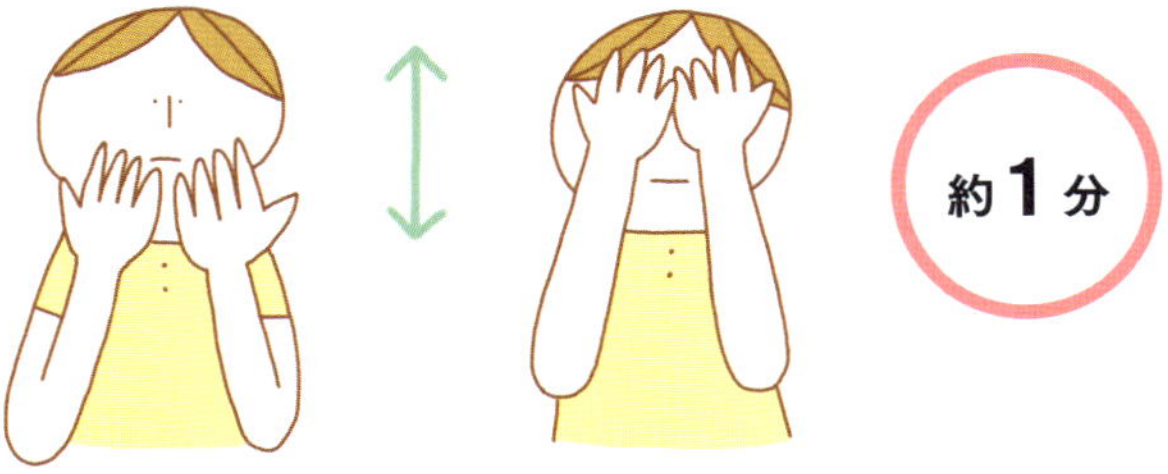

両手を顎から額にかけてスライドさせます。

●「耳鳴り」や「めまい」が気になるとき

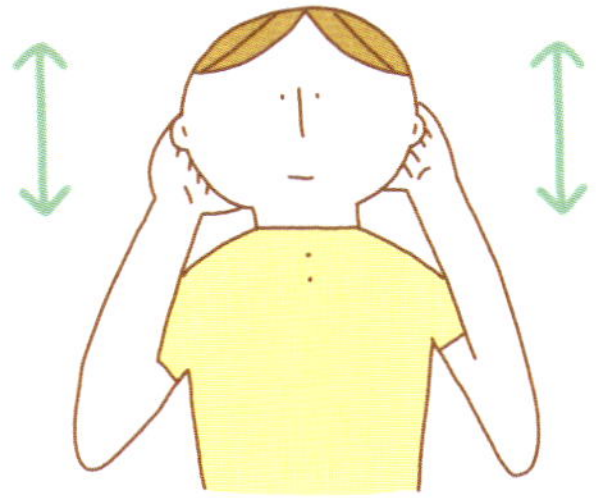

両手を耳たぶのうしろの部分に当て、上下にスライドさせます。

COLUMN

「医者が後悔するとき」って、どんなとき？

私も医者のはしくれですから、今までに数多くの死亡診断書を書いています。

死亡診断書を書くということは、それはそれは重いものがあります。なかには、正直言って後悔もあります。

また、亡くなったわけではなくても、もう一歩間違えれば危なかったという、いわゆる「ヒヤリ・ハット」も一度や二度ではありません。たまたまラッキーだったというよりほかにない、恐ろしい修羅場も少なからず経験しています。

その多くが、やはり薬にまつわるものなのです。

しかもそれは、「あの薬を使ったほうがよかったのではないか？」ではありません。

すべて、「**あの薬を使わなかったほうがよかったのではないか？**」なのです。

何度も言いますが、**薬を使うのは基本的には危険なこと**です。

ですから、できるだけ薬を使わない工夫を、医者はしなくてはいけないのです。

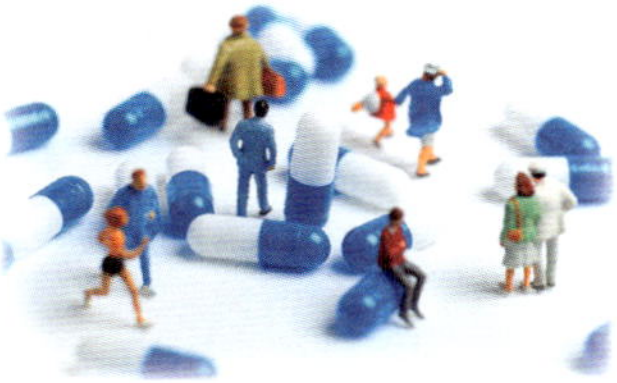

4章

医者いらず――「9割の病気」を自分で治す法

01 「元気なお年寄り」「元気のないお年寄り」一番の違い

私は、数年前から、ときどき老人ホームを往診します。そのたびに、**お年寄りには薬好きの方がじつに多い**ことに驚かされます。まさに「薬中毒」さながらです。

ただ、薬中毒が多いお年寄りのなかにも、ほんの少数ながら、薬を飲まない気骨のある方もいらっしゃいます。見れば、ひと目でわかります。なぜなら、そういう方ほど、**元気で意欲があって、若々しい**からです。

薬を飲んでこなかったお年寄りが、もともと人一倍、元気だったわけではありません。それに、たくさん薬を飲んできたお年寄りが、もともと重い病気を抱えていたというわけでもありません。

しかし、その後、医者が次々と処方する薬を律儀に、あるいは無批判に飲みつづけてしまったかどうかが、両者の明暗をくっきりと分けることになるのです。

老人ホームに新しく入居されてきたお年寄りに対する、私の最初のかかわりは、**いかに「薬中毒」「薬信仰」をやめさせるか**――これに尽きます。

薬に頼らなくても、少し生活に工夫を加えるだけで、十分、元気で長生きできる。いや、**薬に頼らないからこそ、元気で長生きできる**のです。

「薬を飲まないお年寄り」ほど元気！

老人ホームのお年寄りの多くが「薬漬け」！

入居時は同じような健康状態

↓

医者が薬を次々と処方

薬を飲まない人

薬を飲みつづけた人

ドクターズルール425（医師の心得集）

「老人のほとんどは、服用している薬を中止すると体調が良くなる」

02

「健康の常識力」を高めよう

けっして大げさな話ではなく、老人ホームに入居されるとき、ほぼすべてのお年寄りが「**薬漬け**」の状態です。必ずと言っていいほど、何がしかの薬を携えてやってきます。たいていは量も半端ではありません。「山盛り」と形容するのが適切かどうかわかりませんが、**1種類や2種類どころではない**のです。

ちなみに、1年間（平成21年1月～12月）に、とある老人ホームに入所してこられた66人の薬の中身を数えてみました。すると、**平均で1日に12種類、23個（粒）の薬**を、しかも数年以上にわたって服用しているというのが現状です。

何はともあれ、論より証拠、百聞は一見に如かずですから、4つの例を紹介しましょう（95、97ページ参照）。この4つの例がけっして特殊なケースではないということ。もっと言えば、これらが「**平均的な処方**」だということが大問題なのです。

誰が見ても一目瞭然かと思いますが、まず量が尋常ではありません。それだけでNGです。こんな処方を鵜呑みにして、**まともに服用していれば、いくら命があっても足りません。**

「薬と不健康」の怖い関係

【処方例1】

Aさん 86 歳男性……薬 15 種類 28 個

薬の種類	薬名	1日の使用量／回数／時間
降圧剤	アムロジン錠（5mg）	1錠／1回／朝食後
	ラシックス錠（20mg）	1錠／1回／朝食後
胃薬	ガスター錠（10mg）	2錠／2回／朝・夕食後
	セルベックスカプセル（50mg）	3カプセル／3回／毎食後
抗生物質	オゼックス錠（150mg）	3錠／3回／毎食後
去痰剤	ムコダイン錠（250mg）	3錠／3回／毎食後
脳代謝改善剤	セロクラール錠（20mg）	3錠／3回／毎食後
中枢神経用剤	グラマリール錠（50mg）	3錠／3回／毎食後
抗精神病薬	ルーラン錠（4mg）	1錠／1回／夕食後
	リスパダールOD錠（1mg）	1錠／1回／寝る前
睡眠薬	レンドルミンD錠（0.25mg）	1錠／1回／寝る前
	マイスリー錠（5mg）	1錠／1回／寝る前
消炎鎮痛剤	ロキソニン錠（60mg）	3錠／3回／毎食後
甲状腺ホルモン製剤	チラーヂンS錠（50μg）	1錠／1回／夕食後
便秘薬	ヨーデルS錠（80mg）	1錠／1回／寝る前

【処方例 2】

Bさん 84 歳女性……薬 12 種類 24 個

薬の種類	薬名	1日の使用量／回数／時間
骨カルシウム代謝薬	ワンアルファ錠（0.25μg）	1錠／1回／朝食後
ビタミン剤	ビタメジンカプセル	1カプセル／1回／夕食後
睡眠薬	ハルシオン錠（0.25mg）	1錠／1回／寝る前
	デパス錠（0.5mg）	1錠／1回／寝る前
胃薬	ガスターD錠（20mg）	1錠／1回／寝る前
降圧剤	ラシックス錠（20mg）	1錠／1回／朝食後
整腸剤	ラックビー微粒	3g／3回／毎食後
鉄分を補給する薬	フェロ・グラデュメット（105mg）	1錠／1回／夕食後
血管拡張剤	ニトロールRカプセル（20mg）	2カプセル／2回／朝・夕食後
解熱鎮痛消炎剤	ノイロトロピン錠	6錠／3回／毎食後
便秘薬	プルゼニド錠（12mg）	2錠／1回／寝る前
	アローゼン	4包／1回／寝る前

しかも、処方の内容が、ずさんすぎます。

単にお年寄りが訴える症状が増えるままに、医者は何の考えもなく薬を足していっているだけなのが、見え見えの処方内容です。

まず、胃薬の類はほぼ全例に当てはまります。

以下、多い順に並べると、睡眠薬、血圧の薬（降圧剤）、便秘の薬（下剤）が、ここ数年、不動のベスト3です。

その次にくるのが、痛み止めの類（消炎鎮痛剤）、コレステロールを下げる薬（脂質異常症治療薬）、精神安定剤（気分安定薬）、糖尿病の薬（糖尿病治療薬）、利尿薬、血をさらさらにする薬などで、これまた例年の常連の薬です。

しかも、リストをよく見ていただければ明らかなように、ベスト3の睡眠薬、降圧剤、下剤になると、1種類であることが、むしろ稀です。同じような作用のある薬が、何種類も処方されているケースがほとんどなのです。

さらに理不尽なことに、お年寄りのなかには、あまりに飲む薬の量が多すぎて、消化不良のような症状を起こしている人も少なくありません。

薬でお腹がいっぱいになり、まともな食事ができないという人も多いのです。極端な場合、栄養失調まで引き起こしている人がいるほどです。

これが日本の偽らざる現状です。みなさんは、どう思われますか。

ちなみに、この4人の方は、今では、すっかり薬をやめています。たまに風邪薬を飲んだり、消化剤を飲んだりされることはありますが、あくまでも一時的、限定的な服用です。そして言うまでもなく、**薬を飲まなくなってから、断然元気になっています。**

「薬と不健康」の怖い関係

【処方例 3】

Cさん 84 歳女性……薬 18 種類 28 個

薬の種類	薬名	1 日の使用量／回数／時間
脳代謝改善剤	セロクラール錠（20mg）	3錠／3回／毎食後
抗不安薬	コレミナール錠（4mg）	3錠／3回／毎食後
	リーゼ錠（5mg）	1 錠／ 1 回／寝る前
めまいを軽減させる薬	メリスロン錠（6mg）	3錠／3回／毎食後
消化剤	エクセラーゼ配合カプセル	3カプセル／3回／毎食後
強心剤	ハーフジゴキシンKY錠（0.125mg）	1 錠／ 1 回／朝食後
降圧剤	プレミネント配合錠	1 錠／ 1 回／朝食後
	ノルバスク錠（2.5mg）	1 錠／ 1 回／朝食後
	ラシックス錠（20mg）	1 錠／ 1 回／朝食後
かいようを修復する薬	オメプラゾン（10mg）	1 錠／ 1 回／朝食後
解熱鎮痛剤	SG配合顆粒	1 g／ 1 回／朝食後
睡眠薬	ハルシオン錠（0.25mg）	1 錠／ 1 回／寝る前
	マイスリー錠（5mg）	1 錠／ 1 回／寝る前
抗うつ薬	ルジオミール錠（10mg）	1 錠／ 1 回／寝る前
消炎鎮痛剤	モーラステープL（40mg）	1 回貼付
血管拡張剤	フランドルテープ（40mg）	1 回貼付
整腸剤	レベニン散	4.5g ／ 3 回／毎食後
便秘薬	プルゼニド錠（12mg）	1 錠／ 1 回／寝る前

【処方例 4】

Dさん 88 歳女性……薬 12 種類 23 個

薬の種類	薬名	1 日の使用量／回数／時間
降圧剤	ラシックス錠（20mg）	2錠／2回／朝・夕食後
	アラセプル錠（12.5mg）	3錠／3回／毎食後
血管拡張剤	ヘルベッサー錠（30mg）	2錠／2回／朝・夕食後
甲状腺ホルモン製剤	チラーヂンS錠（50μg）	1 錠／ 1 回／夕食後
アレルギー用薬	オノンカプセル（112.5mg）	2カプセル／2回／朝・夕食後
気管支拡張剤	ツロブテロールテープ	1 枚／ 1 回
糖尿病用剤	アマリール錠（1mg）	2錠／ 1 回／朝食前
睡眠薬	アムネゾン錠（0.25mg）	1 錠／ 1 回／寝る前
消化剤	アリーゼNカプセル	3カプセル／3回／毎食後
利尿剤	メルラクトン錠（25mg）	2錠／2回／朝・夕食後
整腸剤	ビオフェルミン散	3g ／3回／毎食後
便秘薬	ヨーデルS錠（80mg）	1 錠／ 1 回／寝る前

＊その他、薬の作用について興味のある方は、ぜひ下記のホームページをご覧になってください。
　医療用医薬品の添付文書（詳細なデータ）を、一般名・販売名で検索できるようになっています。

「医療用医薬品の添付文書情報」

http://www.info.pmda.go.jp/psearch/html/menu_tenpu_base.html

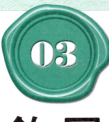

03 同時に「5種類以上の薬」を飲んではいけない

処方された薬が「5種類以上」だったら、その医者は要注意です。

みなさんのなかには、実際に今、薬を毎日飲んでいる方もいらっしゃると思いますが、もし5種類以上もの薬を処方されているとすれば、かなり問題だと思ったほうがいいでしょう。

じつは、同時に飲む薬が4種類を超えてしまうと、**体のなかでどんな作用をし、どんな副作用をもたらすか**、まったく予想がつかないし、誰も責任を持てません。

この「**薬の4種類ルール**」は、医者を志す者であれば必ず習うことです。

しかしながら、臨床現場において「薬の4種類ルール」を守っている医者はほとんどいないでしょう。それどころか、先のお年寄りの処方例からも想像できるように、平気で10種類、へたをすれば20種類を超える薬を処方する医者も、ざらにいるのが現状なのです。

これはまさしく**ギャンブルの世界と何ら変わりません**。こんな無責任な話はないでしょう。

しかも、賭けられているのが「患者の健康」「患者の命」となれば、賭博師より質《たち》が悪いと言えます。

同時に飲む薬が増えるほど危険！

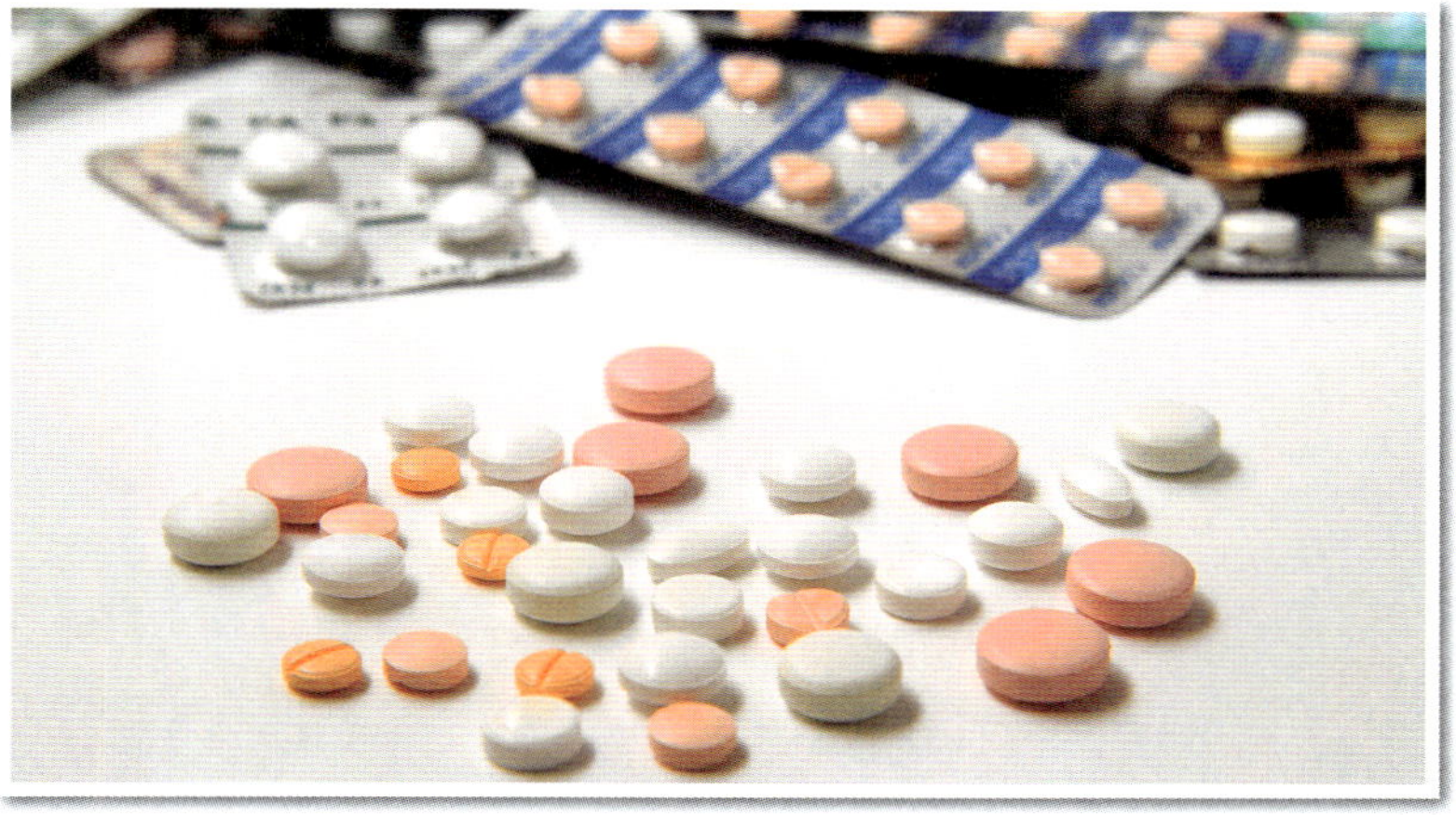

同時に飲む薬が4種類を超えると——

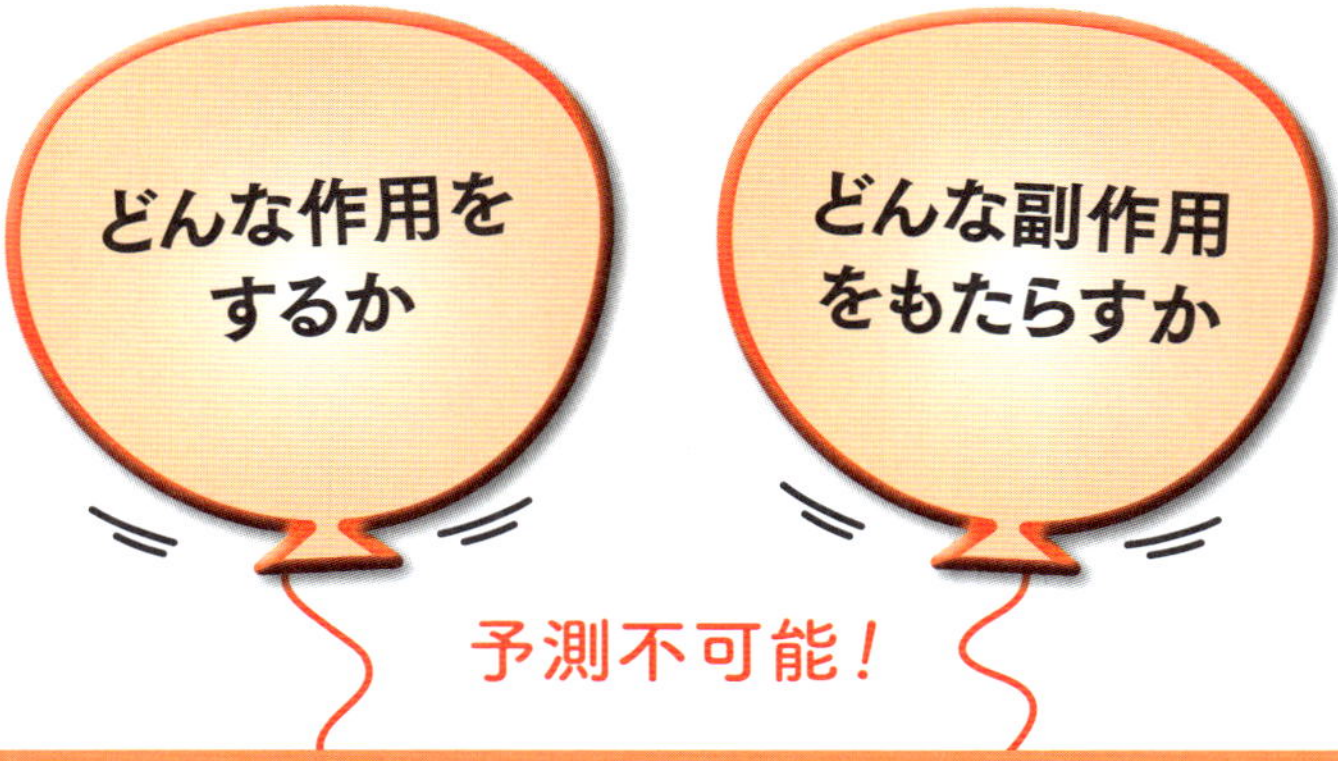
どんな作用をするか
どんな副作用をもたらすか
予測不可能！

ドクターズルール425（医師の心得集）

「4種類を超える薬を飲んでいる患者は、医学を超えた領域にいる」

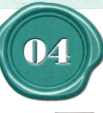

04

「さじ加減」のできない医者は、自動販売機以下！

医者は、じつは「薬のエキスパート」ではありません。

そもそも医学部には、薬の処方を教える授業などほとんどないのです。私が学生だったころもそうでしたし、今も状況はさほど変わっていないようです。

はたしてあなたの主治医は、あなたの状態に応じて、薬の量や種類をこまめに変えているでしょうか？

医者は、「どうしたら薬を出さずにすむか」を第一に、「出すとしても、どうしたら最低限におさえ、いつをやめどきとするか」を第二に考えなくてはなりません。

そのうえで重要なのが、「**さじ加減**」なのです。

つまり、**患者さんの状態をつぶさに観察しながら、臨機応変に処方を変えていくことができること**――これが、医者がプロフェッショナルとして求められる能力なのです。この裁量がうまくできるかどうか、そこにこそ医者の力量が現われる、と言えるでしょう。

マニュアルどおりの処方をするだけで、「さじ加減」のできない医者など、もはや医者とは呼べません。

それどころか、「自動販売機」なら、症状のボタンを押せばたちどころに、しかも決められた量の薬を正確に出してくれるでしょう。

あなたの主治医は大丈夫ですか?

「医者=病気のエキスパート」

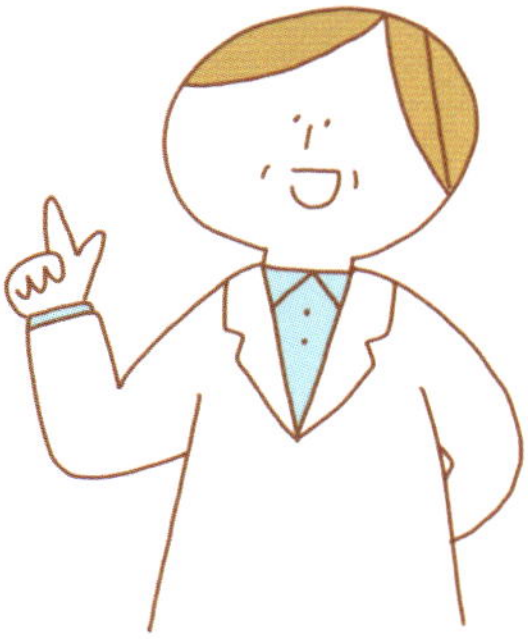

病気にくわしいけれど、
薬にはくわしくない!

医者が考えるべきこと

一、どうしたら薬を出さずにすむか
一、薬を出すとしても、どうしたら最低限におさえられるか
一、いつを薬のやめどきとするか

あなたの主治医は?

患者さんの状態に応じて、薬の量や種類をこまめに変えていますか?

05

未病――病気になる前に「病気を治す法」

9割の病気は自分で治せる――。

これは大げさでも何でもありません。自分自身の自己治癒力を高めることによって、9割の病気は、薬や医者などに頼らず、自分で治せるのです。

病気には「喜劇の病気」と「悲劇の病気」の2種類があります。

喜劇の病気とは、よほどのことがなければ命にかかわることがない病気です（悲劇の病気はその逆です）。

であるにもかかわらず、医者に通ったり、生真面目に薬を飲んでみたりと、まさに喜劇さながらの光景がくり広げられているのが、今の医療現場なのです。

病気は、左図の三つのカテゴリーに分けられます。そして、なんとカテゴリー1が9割も占めているのです。

つまり、みなさんが「病気」だと思っている、そのおよそ**9割は、医者がかかわってもかかわらなくても治ってしまう病気**なのです。

だから、9割の病気は自分で治せる、というわけです。

このカテゴリー1こそが、「喜劇の病気」です。さらに言えば、「病気」と言うよりも「**未病**」――**病気になる手前の状態**――と呼んだほうが適切です。

9割の病気は自分で治せる！

病 気

病気の9割はこれ！

カテゴリー1

医者がかかわってもかかわらなくても治る病気

例 高血圧、糖尿病、脂質異常症（高脂血症）、肥満症、メタボリックシンドローム、痛風、便秘症、不眠症、腰痛、膝痛、頭痛、抑うつ……。

「未病」と呼んだほうが適切！

ポロッ

カテゴリー2 0.5割 — 医者がかかわってはじめて治る病気

カテゴリー3 0.5割 — 医者がかかわってもかかわらなくても治らない病気

9割の病気は、自己治癒力を高めれば治る！

06

たとえば「血圧は無理に下げない」——薬がいらない生き方

「血圧が高くなったら、降圧剤を飲まなければいけない」これは一般的な考えになっていますし、現にあなたがかかっている医者も、きっとそう言うことでしょう。

でも、はたしてそれで正しいのでしょうか。

私たちの体は、けっこう賢明です。**全身の血の巡りを悪くすると、健康度（自己治癒力）を低下させてしまう**ということを、よくわかっています。だからこそ、血圧を上げてでも血の巡りをよくしようと、鋭意努力してくれているのです。

つまり、**降圧剤を飲むことは、体からしてみれば「余計なお世話」**なのです。

にもかかわらず、国からのお達しは「血圧を下げなさい」の一点張りです。

血圧が多少上がっても、恐るるに足りません。私が患者さんに言っている基準としては、**上の値が160以下**を保っている限りは、「体が血流を調整しているのだな」と考えればいいのです。

ただ、血圧を上げている何らかの原因があるはずですから、ストレスへの対処を含め、生活習慣を見直し、自助努力によって**血圧を自然に下げることが不可欠**です。

血圧が上がることは恐れなくていい

そもそも「血圧」ってなに？

血液の流れが血管の壁に
およぼす圧力のこと。

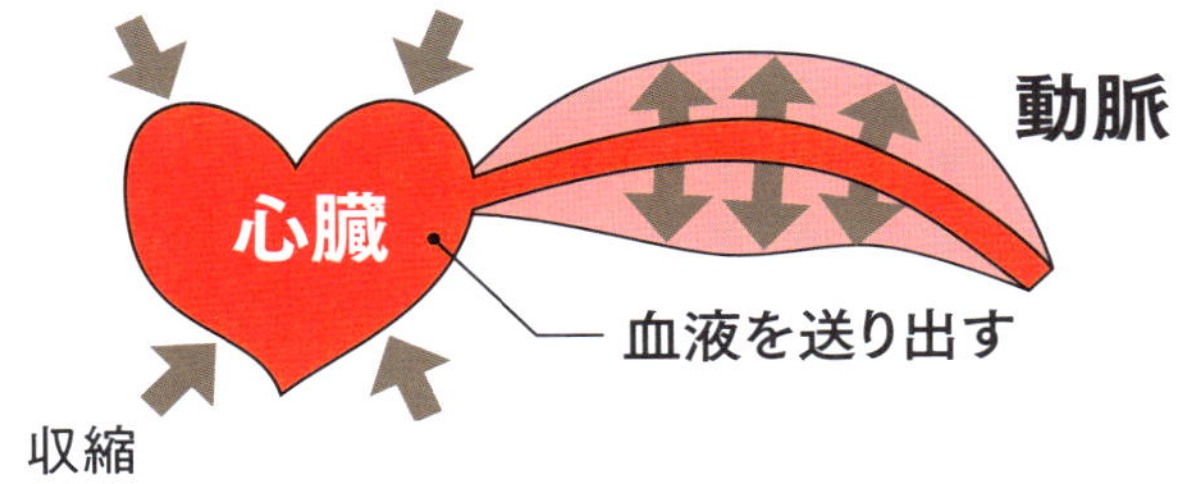

収縮期血圧＝上の血圧

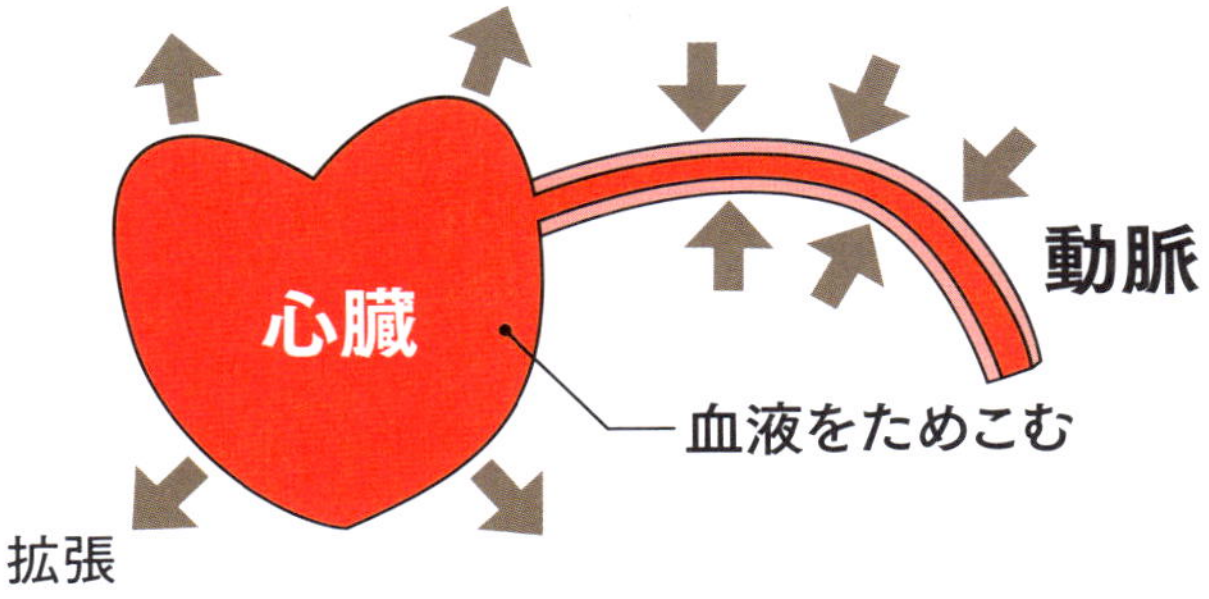

拡張期血圧＝下の血圧

上の値が160以下を保っている限りは、
「体が血流を調整しているのだな」と
考えればいい。

07

「毎日、納豆を食べる」と、目に見えて元気になる？

いくら「薬＝毒」といっても、これまで飲んできた薬すべてをいきなりやめてしまうのはいけません。

長年にわたって薬を飲んできている人ほど、急にやめると心理的な不安が生じたり、薬によってはリバウンド（離脱症状）が出たりもします。ですから、**まず生活習慣を変えてみる**ことを提案します。

昼間のイベントを工夫して、退屈させないように、そして、**できるだけ体を動かす**ようにして、昼間は心地よく適度に疲れていただく。また食事は、糖質、飽和脂肪を控えながら、野菜、豆類、海藻、きのこ類、魚介類、発酵食品を積極的に摂る――。

言葉にしてみれば、たったこれだけです。

生活習慣をなかば強制的に改めていただくと、早くて2週間、遅くとも4週間くらいで効果が出はじめます。

まず**体温が上がり**はじめ、目に見えて元気になってきます。次第に便秘も解消され、**夜もグッスリと眠れる**ようになります。

こうなれば、気持ちいいのは言うまでもありません。誰も元の生活習慣に戻ろうとはしなくなります。ほとんどの薬は早晩、自然にお役御免になってしまいます。

まずは「生活習慣」を変えてみる

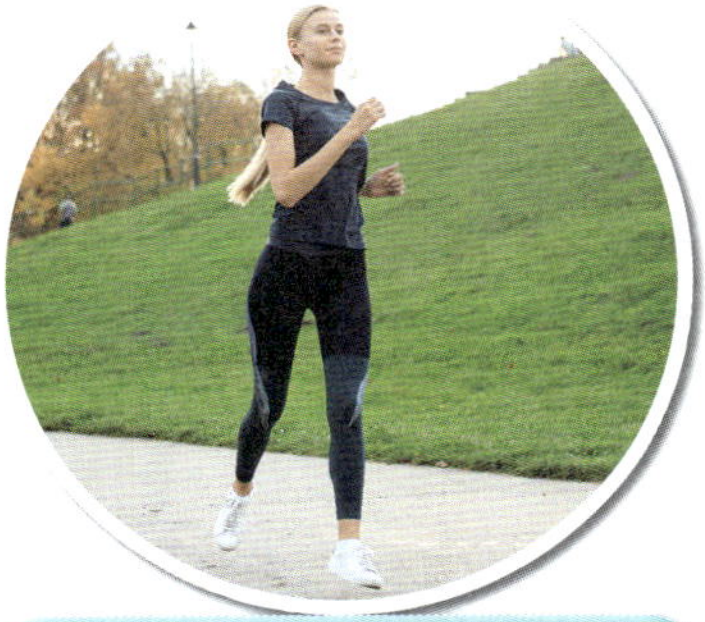

できるだけ体を動かす

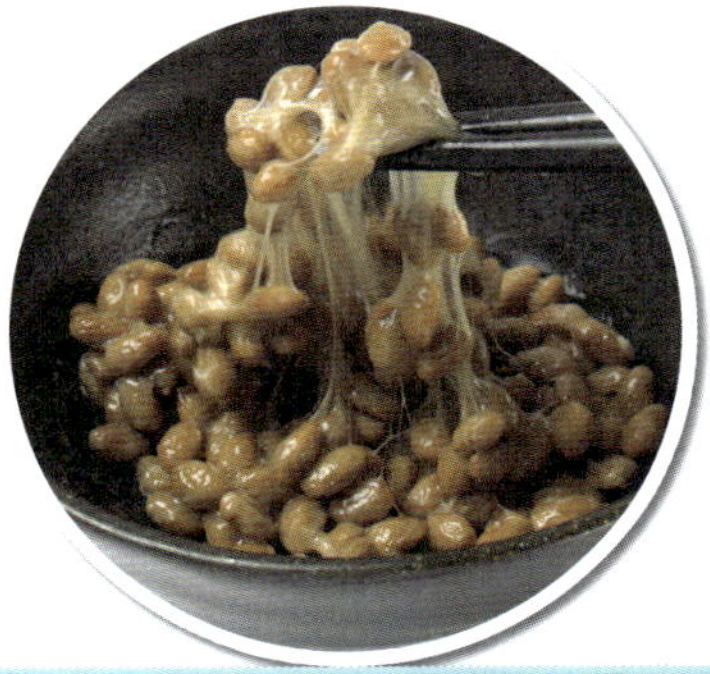

発酵食品をたくさん食べる

生活習慣を改める！

↓

体にうれしい変化が！

体温が上がる

元気になる

便秘が治る

夜、グッスリ眠れる

ほとんどの薬は、早晩、お役御免に！

08 体からのイエローカード――「便秘」を見逃すな

便秘がちだから便秘薬を飲む――これは大きな間違い。

急性の便秘は、大腸ガンや腸閉塞といった重大な病気の原因となりますが、慢性的な便秘は、ほとんどが命にかかわるものではありません。

ただ、便秘になっていること自体がまずは問題です。

消化、吸収、排泄という、体を維持するための重要なプロセスがスムーズでないという一つの証拠だからです。

これを軽視してはいけません。

便秘は、「何かがおかしい」という体からのイエローカードなのです。

便秘の原因は、人さまざまです。ストレス、あるいは不規則な生活リズム、食生活に問題があるのかもしれませんし、単に運動不足が原因かもしれません。

大事なことは、便秘の原因を放ったらかしにしておくと、**やがてもっと大きな病気につながる可能性が高い**ということ。健康度（自己治癒力）を低下させ、寿命に大きくかかわってくることは間違いありません。

「私は便秘体質だから」などと言う人もいますが、そんな「体質」は存在しません。**便秘がつづいているのなら、自分の生活習慣を振り返ってみる必要がある**のです。

便秘がちだから便秘薬を飲む――これは大きな間違い！

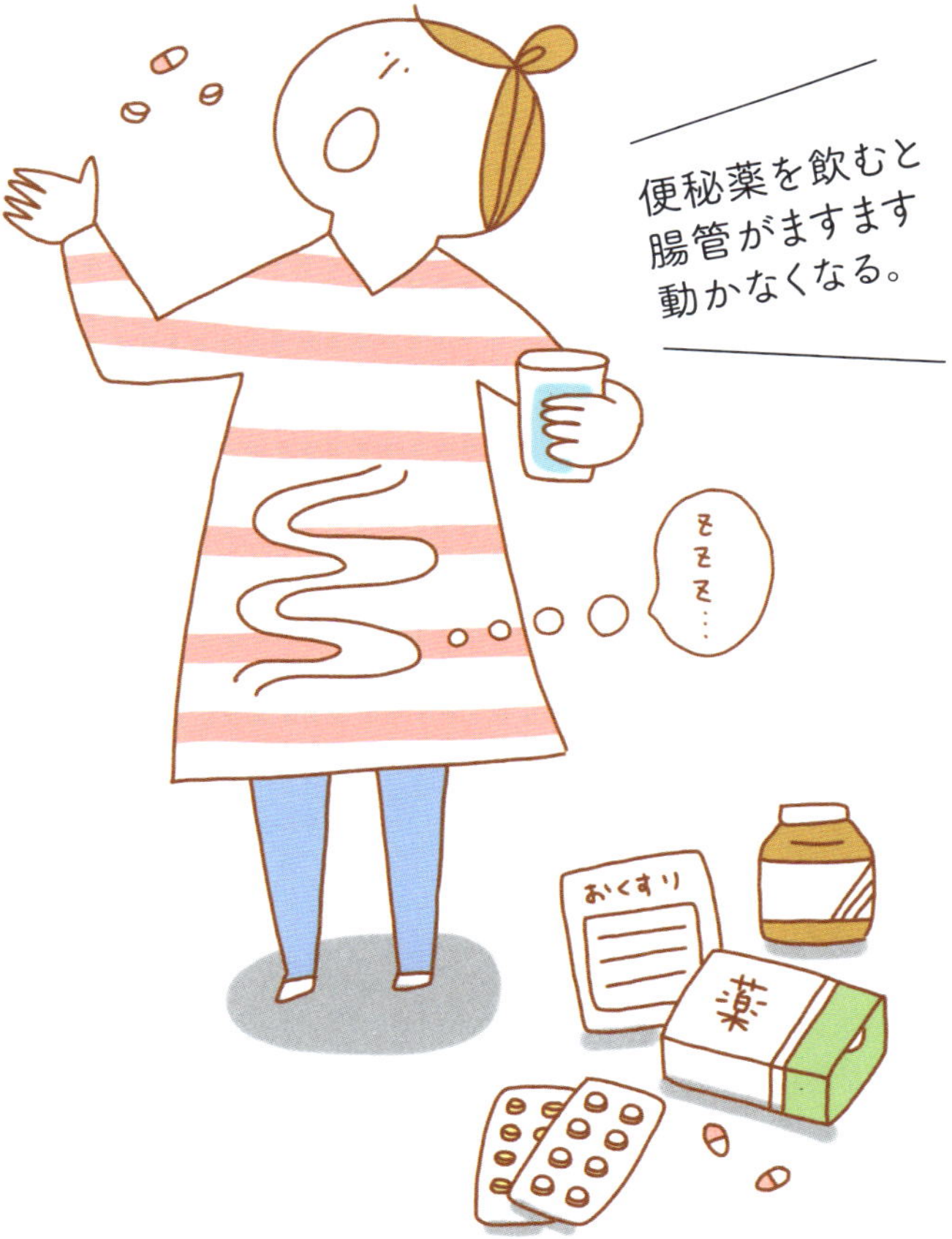
便秘薬を飲むと
腸管がますます
動かなくなる。
zzz…
おくすり
薬

食生活の見直しと運動――この二本柱で治す！

COLUMN

薬を飲んでいるのに一向に元気にならない

山盛りの薬を飲んでいるお年寄りにかぎって、しびれ、痛み、かゆみ、便秘、抑うつ、不眠……などの「**不定愁訴**」**が圧倒的に多い**。これが現実です。

明らかに、おかしな話だと思いませんか。

不思議なことに、彼らは、いくら薬を飲んでも元気になれないにもかかわらず、むしろ薬の増量を求めてくるのです。それには、いつも閉口させられます。

もっと言えば、「**ひょっとしたら、薬のせいで元気がないのでは?**」と考えてもよさそうなものです。

ところがどっこい、そんなふつうの理屈が通用しないところが「**薬信仰**」**の怖さ**です。

ただ、その薬信者の方たちのなかにも、「だんだん薬が増えて、ちゃんと飲めなくなるのでは?」「このままではまずいのでは?」などと、次第に考え方が変わる人はいます。

このように薬信仰が少し弱くなっている一瞬をうまく突くと、たいていの場合、薬をやめる糸口がつかめます。

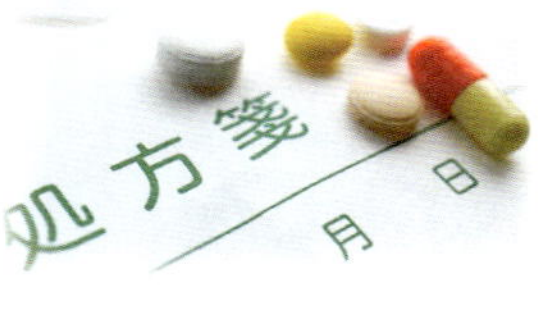

5章

「病院に行く前に」これだけは知っておく！

01 まず「自分の体の声」に耳を傾けてみよう

私が、**薬信者を改宗させるドラッグバスター**になったのは、ほんのささいなきっかけからでした。

ある友人が、会社の健診で高血圧を指摘され、ごく当たり前のように降圧剤を飲んでいました。念のために聞いてみると、友人は**降圧剤を飲むようになってから体調が芳しくない**と言うのです。

だとしたら、**生活習慣を変えたり、ストレス負荷を減らす工夫をしたりしたほうが得策ではないか**——。

その私のアドバイスを、彼は律儀に実行したところ、半年ほどで血圧の値はすっかり下がったようでした。

ここまではよかったのですが、彼の主治医はまだまだ薬を飲みつづけるように言うばかりで、いっこうに投薬を止めようとする気配がない、というのです。

「じゃあ、薬を捨てれば？」と冗談まじりに提案。

そうして彼は**薬を捨て、がぜん元気になった**ものですから、それ以降、彼の紹介で「薬をやめたくても主治医がなかなか処方を止めてくれない」という人たちが、薬の捨て場所を求めてやってきたのです。

かくて私は、周囲の人たちにも、「薬をやめよう」というおせっかいを焼くようになっていったわけです。

「どうして、ぜんぜん健康になれないの……?」

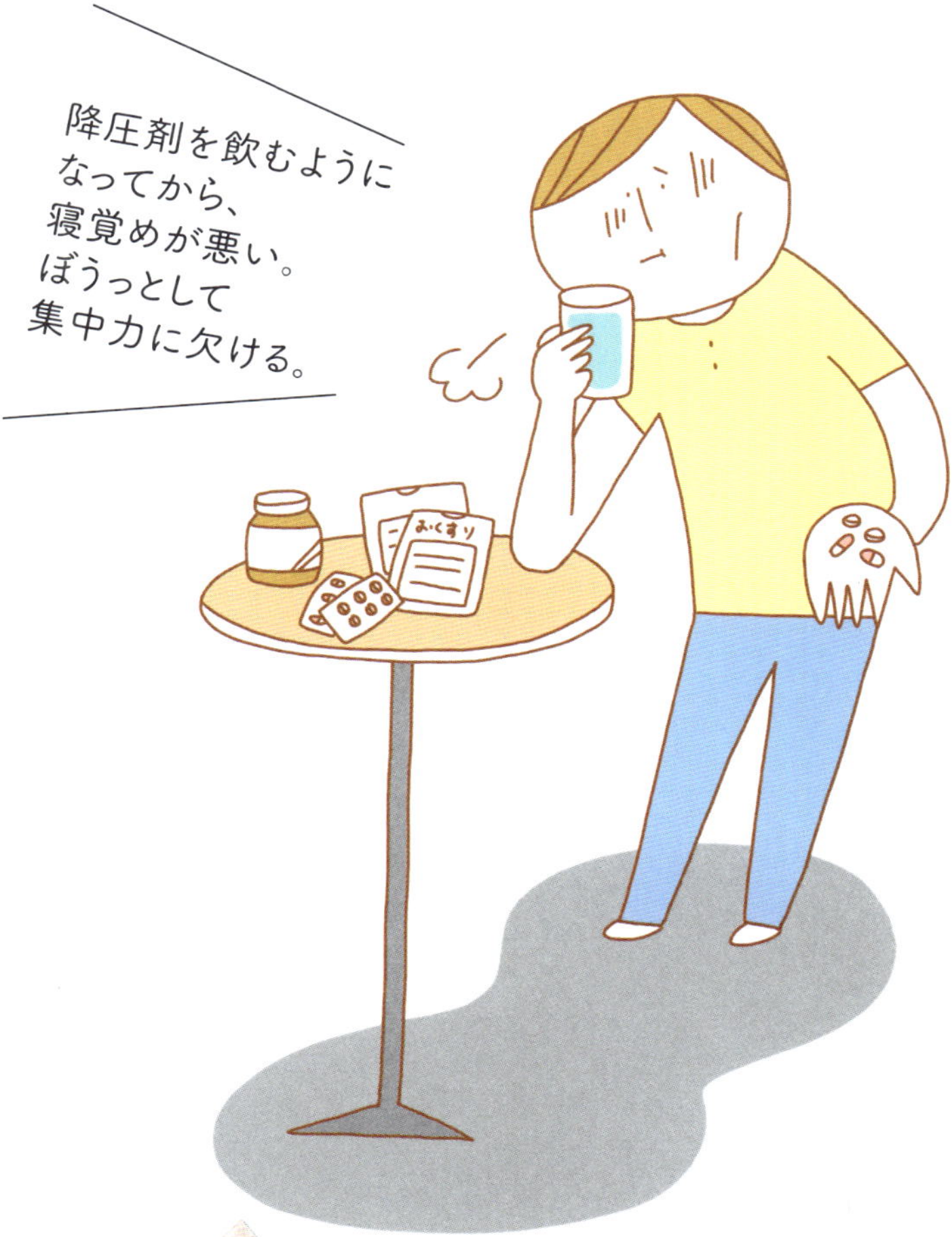
降圧剤を飲むようになってから、寝覚めが悪い。ぼうっとして集中力に欠ける。
おくすり

生活習慣を変える

↓

薬がいらなくなる

↓

がぜん元気になる!

02

患者だけが知らない「医療界の怖い話」

こと「薬」について本当のことを言う医者がほとんどいないのは、いったいどういうわけでしょう。

薬を処方すると、医者もいくぶんかは儲かります。しかし薬をやめさせても、医者は何ら儲かることはありません。とかく**「薬」について触れることは、医療界のタブー**と言ってもいいかもしれません。

「医者叩き」が十八番のメディアも、製薬会社には妙に好意的です。政治家も政府もしかり、そして医師会や偉いお医者様方もしかりなのです。

とくに私たち医者は、薬を処方する立場であると同時に薬を消費する、つまり、患者にもなりうる唯一の存在です。その私たちにしか言えないこと、私たちが言わなければいけないことも、多々あるはずです。

それなのに、誰もが口を閉ざして本当のことを言わない。それどころか、**次々と薬を処方し、製薬会社を潤わせている**。まことに由々しき事態がまかり通っているのが、現実です。

薬を絶対に常用しなければいけない病気など、そう多くはありません。このことは、再三にわたり強調しておきたいところです。

薬について本当のことを知ってください

薬を処方すると、医者もいくぶん儲かる。
薬をやめさせても、医者は儲からない。

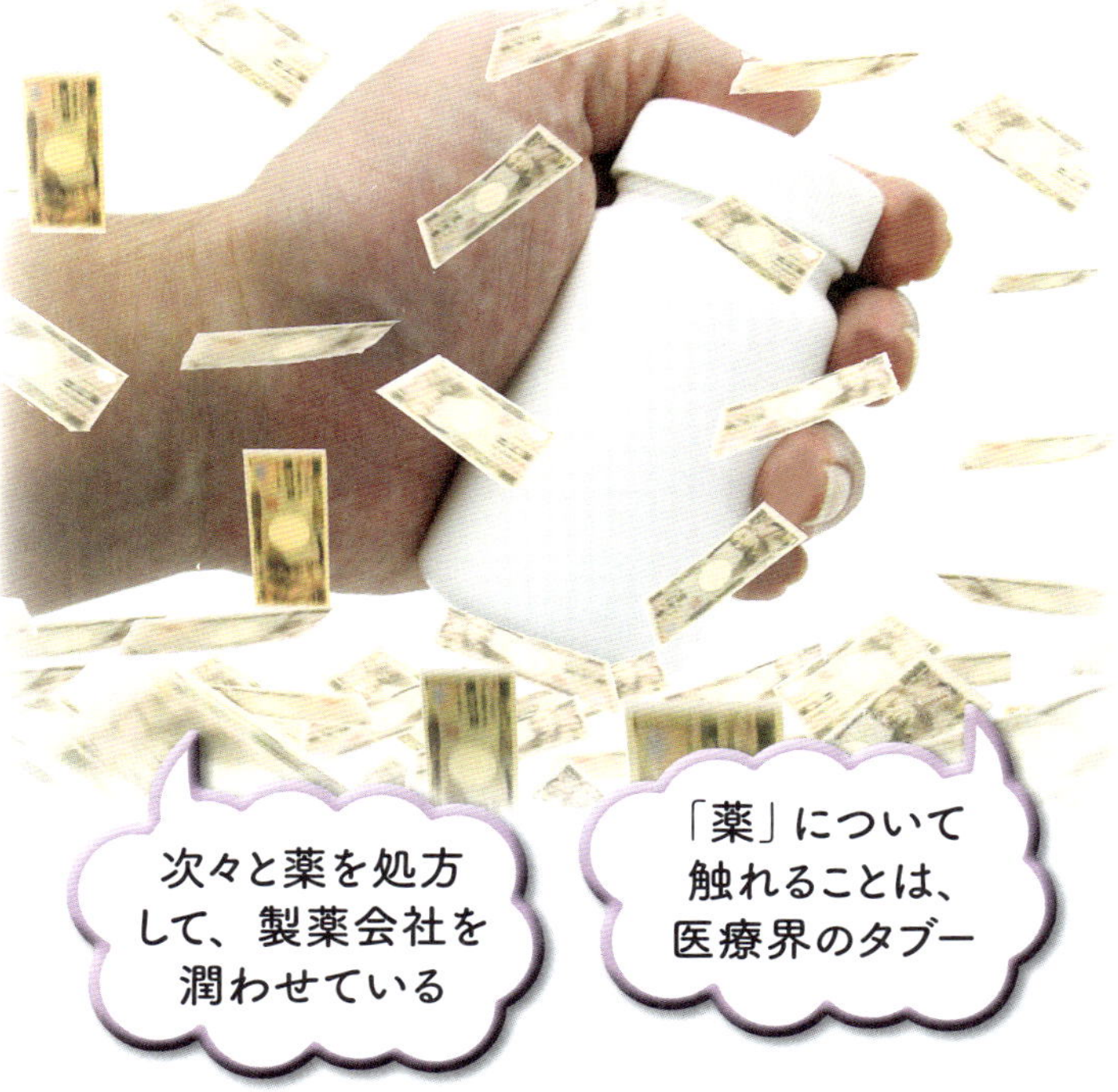
次々と薬を処方して、製薬会社を潤わせている
「薬」について触れることは、医療界のタブー

ドクターズルール425（医師の心得集）

「できるだけ、すべての薬を中止せよ。仮にそれができなくても、できるだけ多くの薬を中止せよ」

03 薬がありすぎるという「不幸」

「薬好き」は日本だけに限らず、世界的な傾向でもあります。つまり、**世界的に薬を多用する傾向にある**ということです。

とくに中国の勢いは目をみはるものがあります。もちろんいっぽうで、発展途上の国の人たちは、欲しくても高くて薬が買えないという事情があることもたしかです。そんな事情を割り引いてみても、存在する薬の種類、実際の消費量、両方において、**日本という国は、それはそれは大した「薬大国」**と言えます。

では薬の種類が多いのはいいことなのでしょうか？

安くて、効果が高くて、副作用がほとんどないような、「いい薬」ばかりであれば、いいことになるのでしょう。しかし現実には玉石混淆、しかもほとんど「石」です。まったくいいことではありませんし、そもそもたくさんありすぎるという批判が一般的です。

最近の傾向としては、どの国（とくに先進国）も**高騰する医療費**に頭を痛めています。ということは、やはり製薬会社の圧力に抗しがたい状況であるというのが現状だと思います。製薬会社も国境を越えて「**メガファーマー**」**化**していますからなおのことでしょう。

幸せ？　不幸せ？　――「いつでも薬が手に入る国」

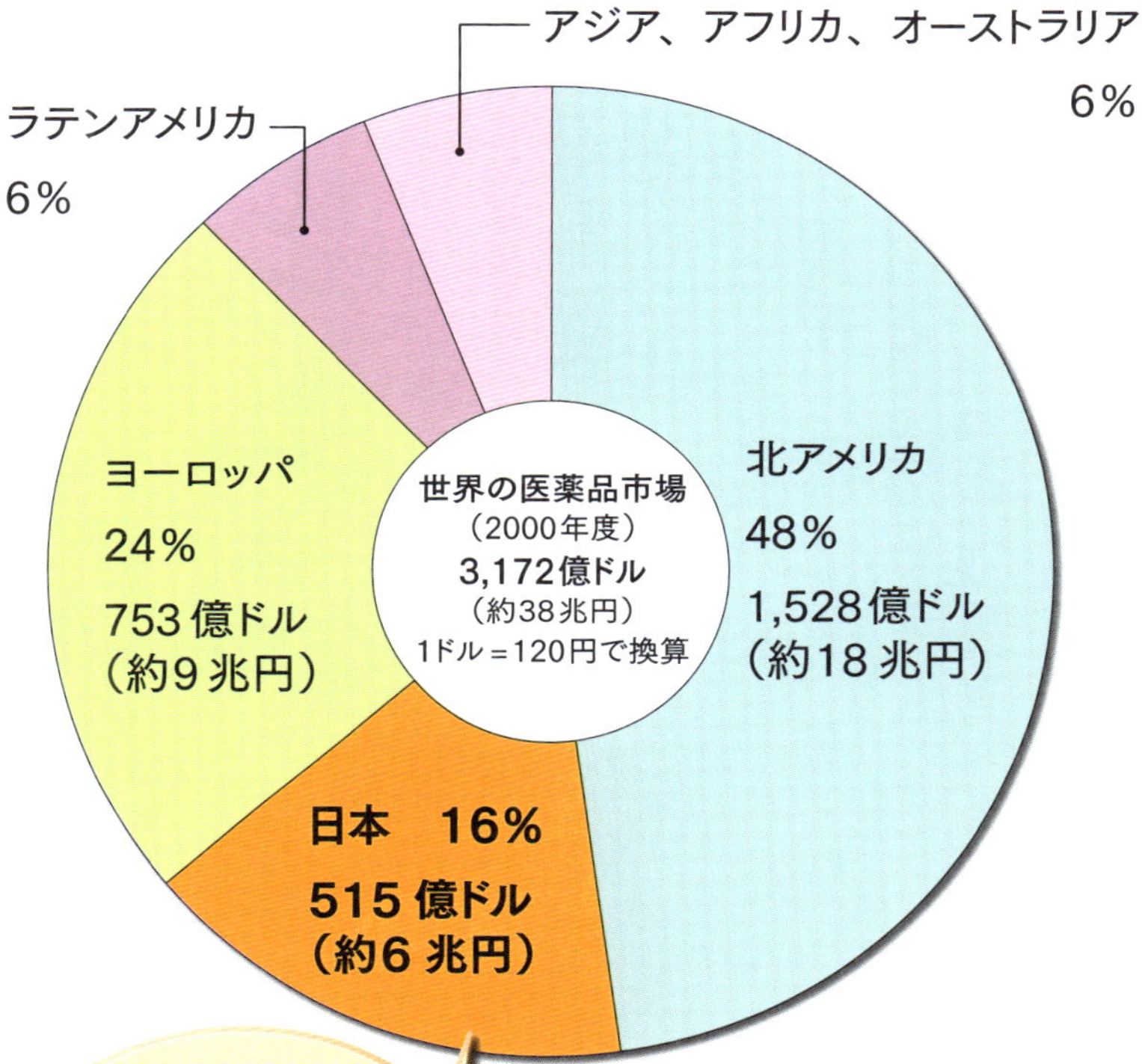

日本は巨大な
「医薬品消費国」
世界の約6分の1を
消費している！
Japan

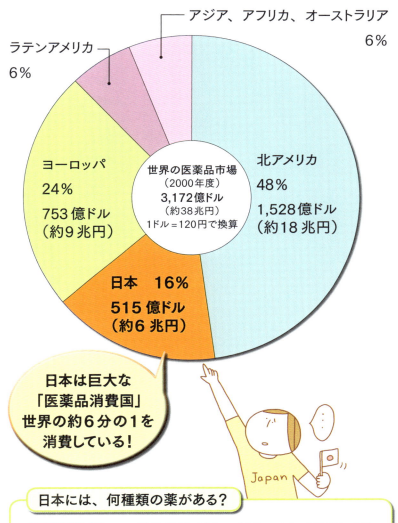

日本には、何種類の薬がある？

1万7000超。この数は世界でもトップクラスです。WHO（世界保健機関）が「日常臨床に必要な薬」と定めた必須医薬品（エッセンシャルドラッグ）は、ほんの300種あまり。ほとんどの国はこれにならい、よけいな薬を排除しようと国ぐるみで推進しています。しかし、日本でそんな政策が唱えられたことは、ついぞありません。

04 日本人の「薬信仰」は、いつ始まったのか

なぜ、日本人はここまで薬好きになってしまったのでしょうか。

もちろん「薬信仰」の起源は古きにさかのぼるかと思いますが、最大のきっかけは1961年、**国民皆保険**が施行されたことでした。

日本の医療は、実質的に国定の医療となり、医療にかかわるもののほぼすべてに一律の点数（値段）がつけられ、経験の長短も、腕のよし悪しも、何ら区別されることなく、一律に点数がつけられてしまったのです。

もちろんそれでは、医者は納得がいきません。

そこで妥協案としてあげられたのが、「**薬価差益**」というアメでした。国が決める薬の価格を、わざと高く設定してあげるから、**医者は仕入れ値段との差額で儲ければいいでしょう**——。

こんな「悪魔の誘い」があったのです。

あとは推して知るべし。

「薬を飲むのは期間限定」「必要のない薬は出さない」などと正論を言っていては、自分の首を絞めることになりますから、一様に口をぬぐって薬をたくさん出さざるを得なくなってくるわけです。

日本人の「薬信仰」はなぜ広まった?

きっかけは、1961年、国民皆保険の施行

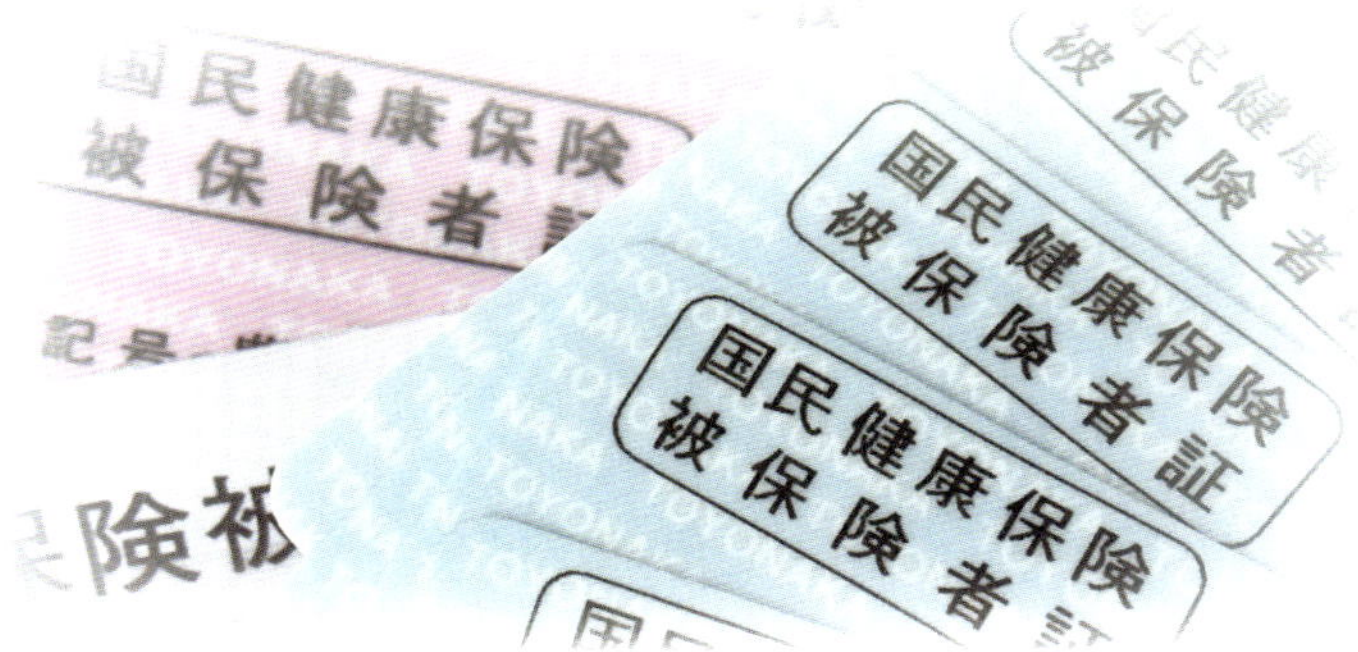

医療にかかわるものすべてに
一律の点数がつけられるようになった。

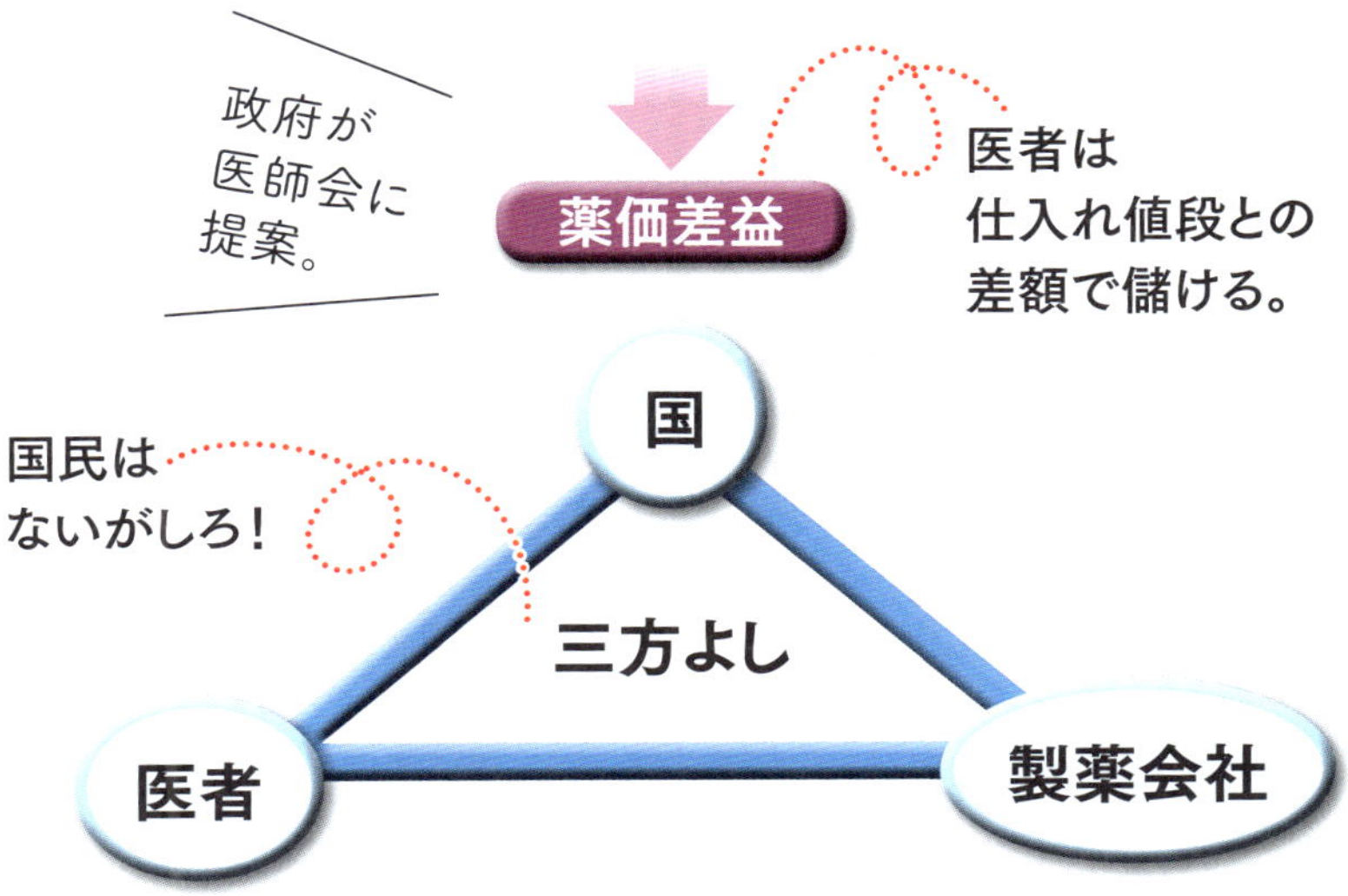

**こうして、日本人は「薬信者」に
仕立て上げられた——**

05

「製薬会社が新薬を開発する」もう一つの理由

日本には、名前を覚えきれないほどたくさんの薬があります。さらに驚くべきことは、こうしている今も、製薬会社は新しい薬の開発に余念がないということです。

といっても、新しい薬をつくるのは、今や至難の業です。技術的にむずかしいというのはもちろん、とりもなおさず、膨大な時間（手間）と費用がかかるからです。

ちなみに今、**一つの新薬を創るには時間にして10～15年、費用にして約数百億～1千億円もかかる**のです。

製薬会社にとって、新しい薬を創るということは、大きなバクチを打つようなものです。

新薬が晴れて認可されるまでには、想像を絶するほどの紆余曲折があるでしょう。晴れて承認され、販売されるとなれば、今までに投じた莫大な資金を回収しなくては経営が成り立ちません。

その事情も心情も、痛いほどよくわかります。しかし、それはやはり、あくまでも企業の論理でしかありませんし、患者さんにはいっさい関わりのないことです。

そもそも、どんな企業にもモラルが問われるのですから、まして人の命にかかわる製薬会社が**利益追求の一点張り**というのは言語道断と言わざるを得ません。

新しい薬の開発はバクチ同然!?

今も、製薬会社は
新薬の開発に余念がない。

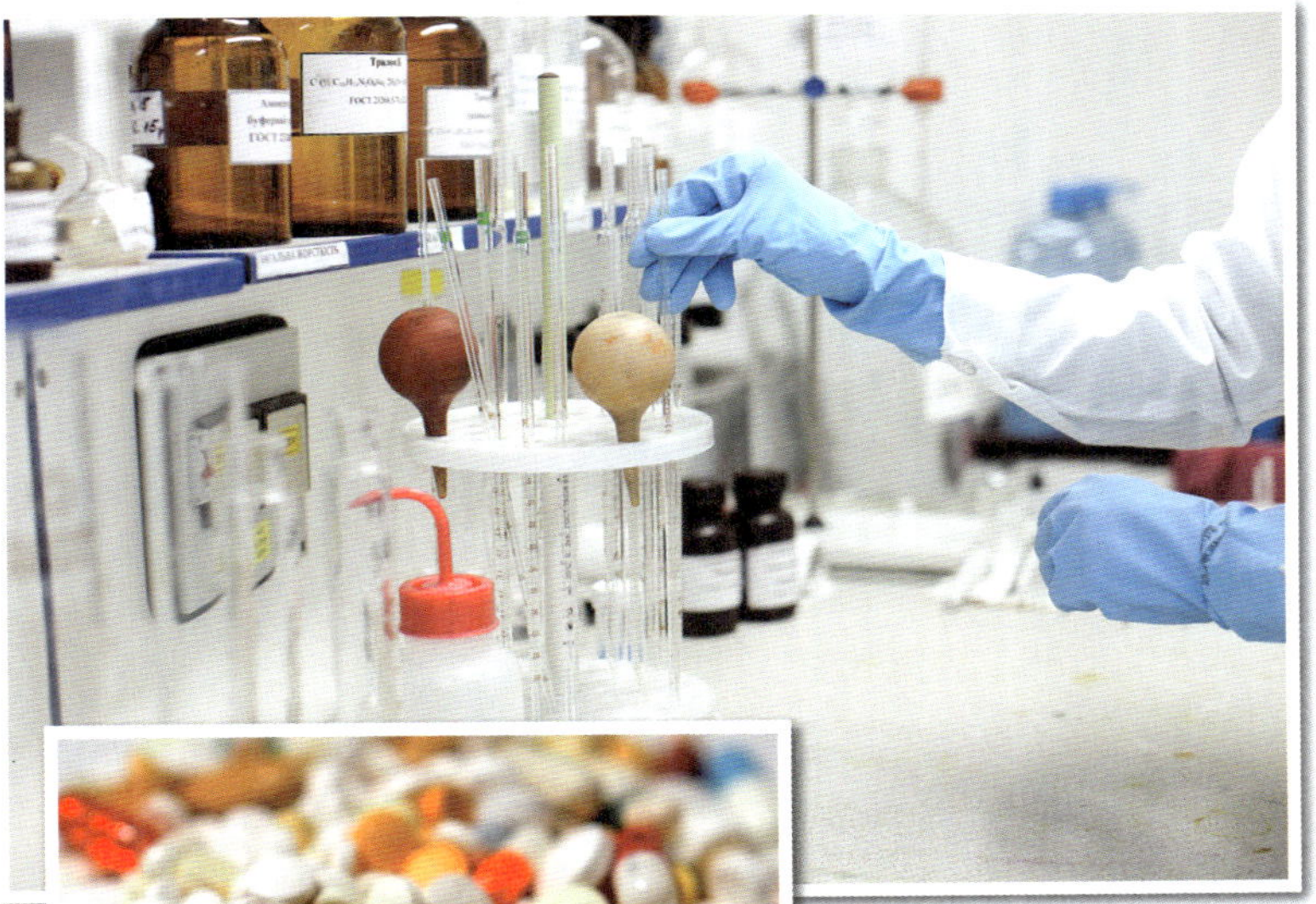

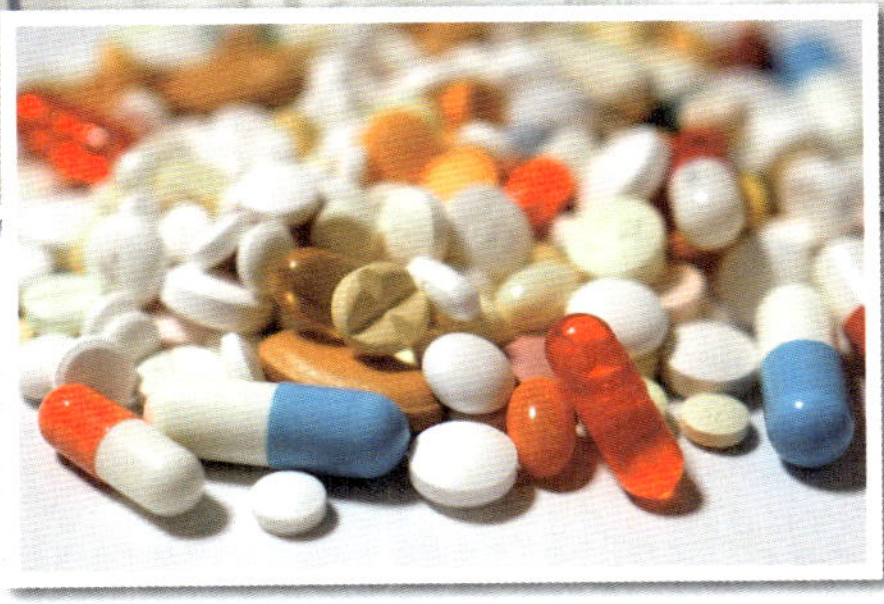

一つの新薬を創るには、10 ～ 15 年の月日と
約数百億～1千億円の費用がかかる!

利益追求の理由

勝てば大儲け、負ければ倒産の大バクチ!

06

日本はなぜ「世界一の薬大国」になったのか

製薬会社は、みなさんの想像の届かないところにまで、大きな影響を及ぼしています。

たとえば大学の研究室。製薬会社から多額の寄付を受けていますから、製薬会社に儲けてもらわなければ、研究費を確保できません。今や、大学だけで研究費をまかなうことは不可能です。

製薬会社と大学の研究室は一蓮托生なのです。

となれば、大学、つまり研究者（科学者）が製薬会社（薬）を批判することは、非常にむずかしくなります。

製薬会社に頼っているのは、もちろん研究者だけではありません。

政治家やお役人たちもしかりです。

多額の献金や、安穏な天下り先を失うことは、誰も望みません。

さらには、メディアも例外ではありません。

大スポンサーである製薬会社を怒らせると、メディアの明日はありません。

こうして結局、**わりを食うのは、いつもいつも、何も知らされていない一般国民**ということになってしまうのです。

「わりを食うのはいつも国民」という構図

製薬会社に頼っているのは
医者だけではない！

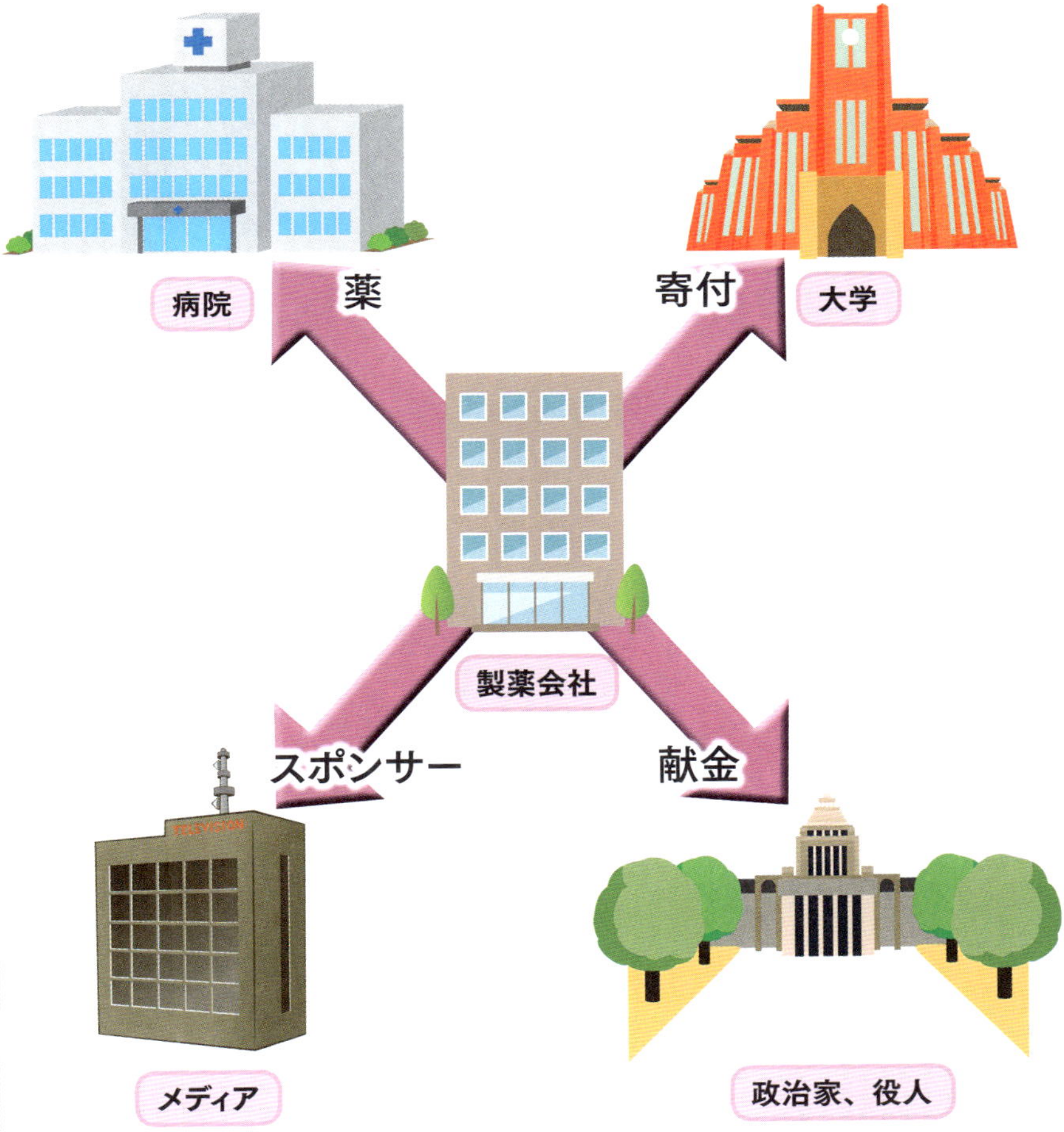

わりを食うのは、いつも国民

07 病気を治すには、氣を「本来のあるべき姿」に戻せばいい

薬を飲まないよう、これまでくり返し述べてきましたが、例外があります。それは「**中医処方薬**」です。

3章の「易筋功《いきんこう》」のところでも触れましたが、中医学の考え方の基本には「氣」というものがあります。

氣が少なくなったり、氣の流れが悪くなったりすると、人は病気（病氣）になるという考え方をもとに、**病気を治すには、氣を「本来のあるべき姿」に戻してあげればいい**、そういった治療法を踏襲するのが中医学なのです。

「中医処方薬」とは、中医学の考え方をもとに、患者さんを診ながら、その人の今の状態に合うようにさまざまな生薬を組み合わせて処方されたものです。

そしてこまめにフォローしながら1～2週間ごとに、またその時々の「今」に合った処方を考え、その都度、処方内容を微妙に変えていきます。つまり体調に合わせてきめ細かく「さじ加減」を加えていくのです。

「中医処方薬」は、ほとんど副作用がないうえに、**自己治癒力を高めることができるすぐれもの**です。

ただし、中医処方薬とて、ずっと飲みつづけるべきものではありません。最終的には、自分の力で自己治癒力を高めていくほうが自然な考えだと思います。

中医学――根本治療を目指す医学

中医学＝中国に古くから伝わる伝統医学

**本来の体質と
今の「氣」の状態を加味して
治療法を考える。**

↓

根本治療を目指す！

中医処方薬

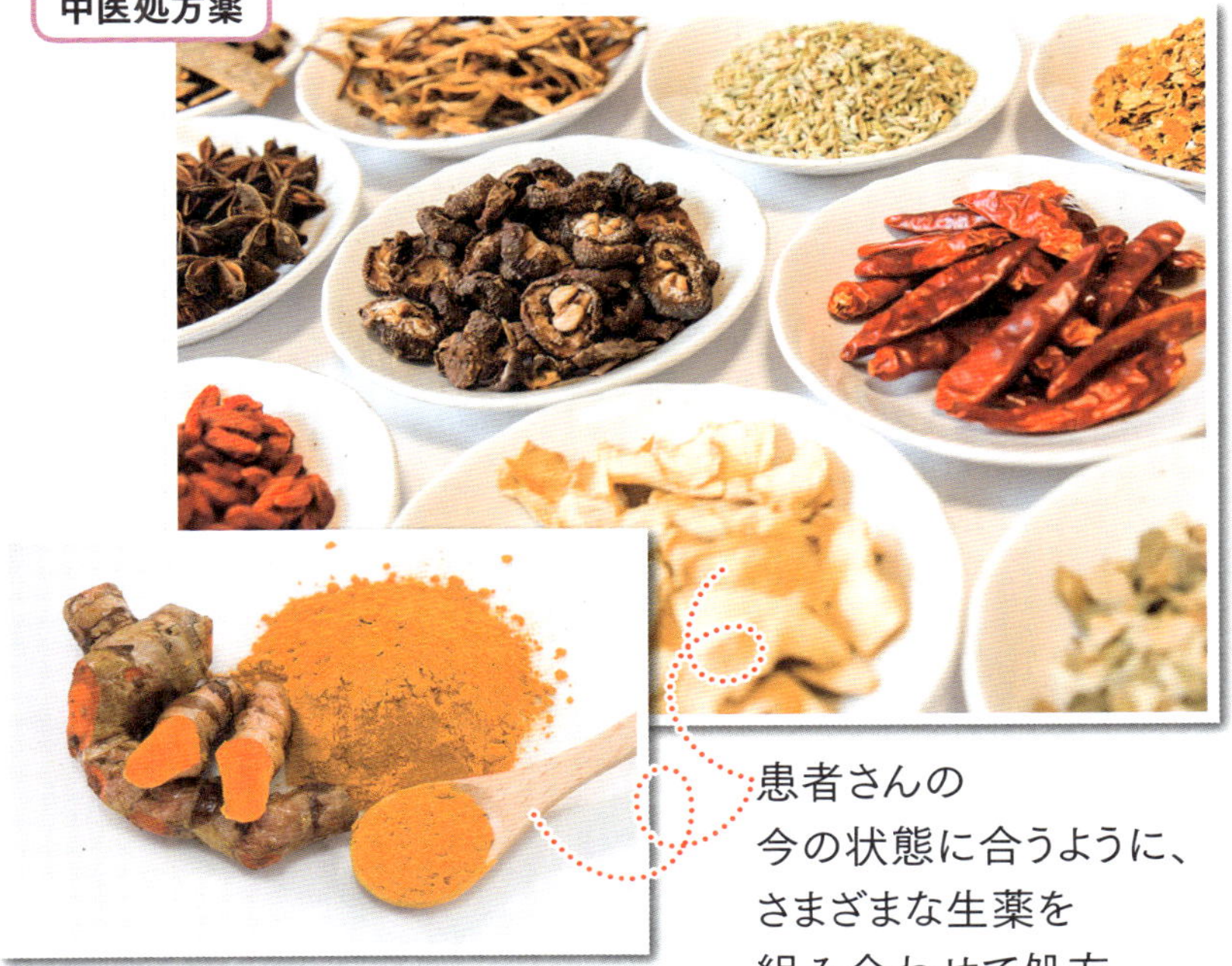

患者さんの
今の状態に合うように、
さまざまな生薬を
組み合わせて処方。

**副作用がほとんどなく、
自己治癒力（氣）を高めることができる！**

08

今日から「健康寿命を延ばす生き方」をしよう

何かの縁でこの本を手に取り、最後まで読んでくださったみなさんには、ぜひとも元気で長生きをしてほしいと私は切に願ってやみません。

そのためには、私たち医療者や政府が、良識のある提案をしていかなければいけない立場にいるわけなのですが、残念ながら、間違っても薬の販売や服用が法律で禁止されるなんてことは、未来永劫にわたりけっして起こることはないでしょう。

だとすれば、私たち一人ひとりが考え方を変え、**「薬信仰」を捨て、自立する**しか、自分たちを守る手立てはありません。

しかし、前向きにとらえれば、次のようにも考えられるのではないでしょうか。

つまり、一人ひとりが薬の常用をやめることにメリットを感じ、できるだけ薬に頼らない生き方をしていくことが、**ひいては健康寿命をも延長させてくれる**のだと理解すれば、おのずと社会全体も変わっていくはずです。

この先、日本の医療がどうなっていくか。そのキャスティングボートを握っているのは、とりもなおさず私たち一人ひとりなのです。

自分の健康を守れるのは自分だけ！

17世紀フランスの劇作家モリエールの言葉

「患者の大部分は病気のために死んでいくんじゃなくて、薬のために死んでいる」――『病は気から』より

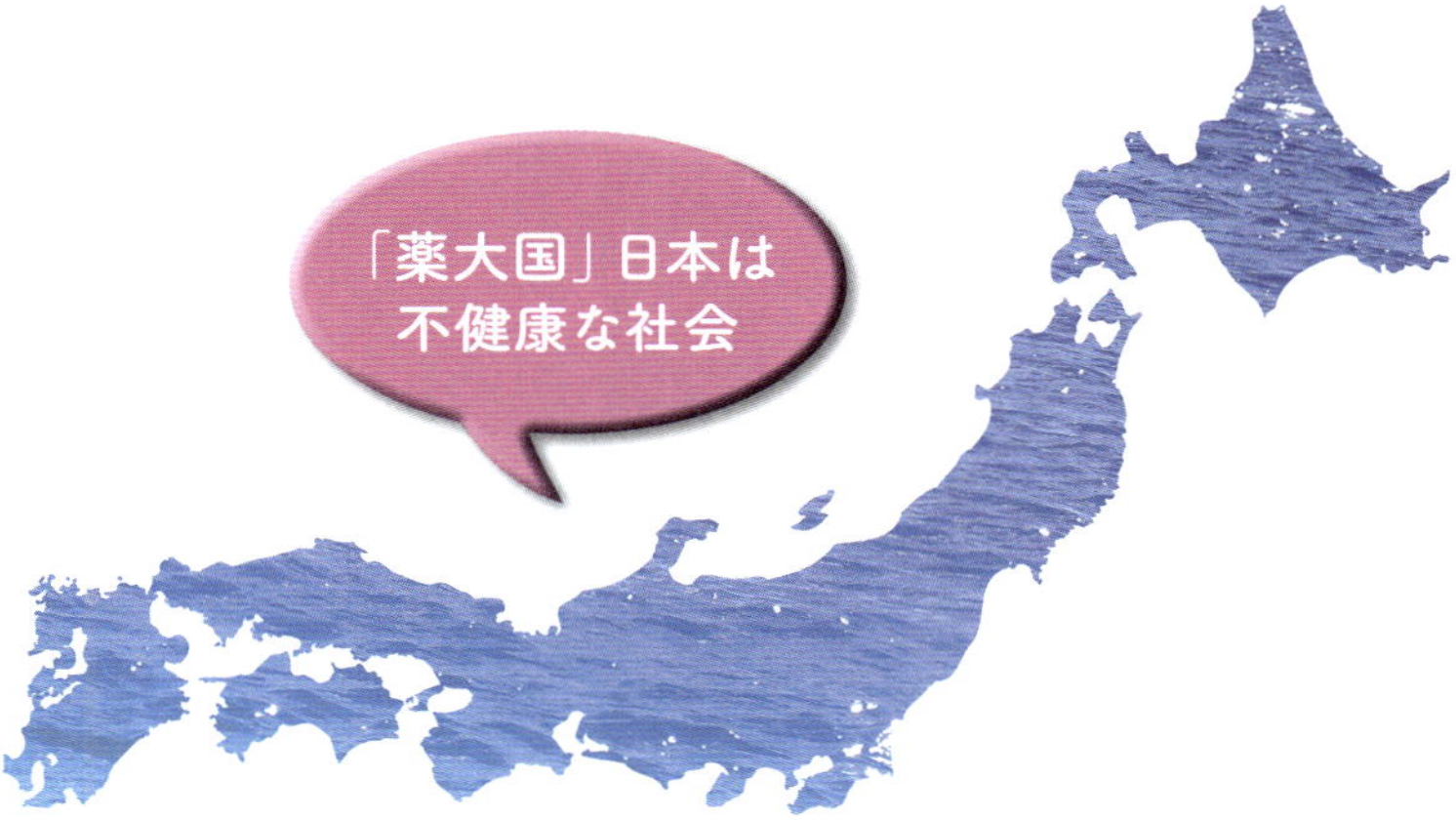

だからこそ、
私たち一人ひとりが薬信仰を捨て、
自立することが大切！

健康寿命を延ばす
生き方を始めよう！

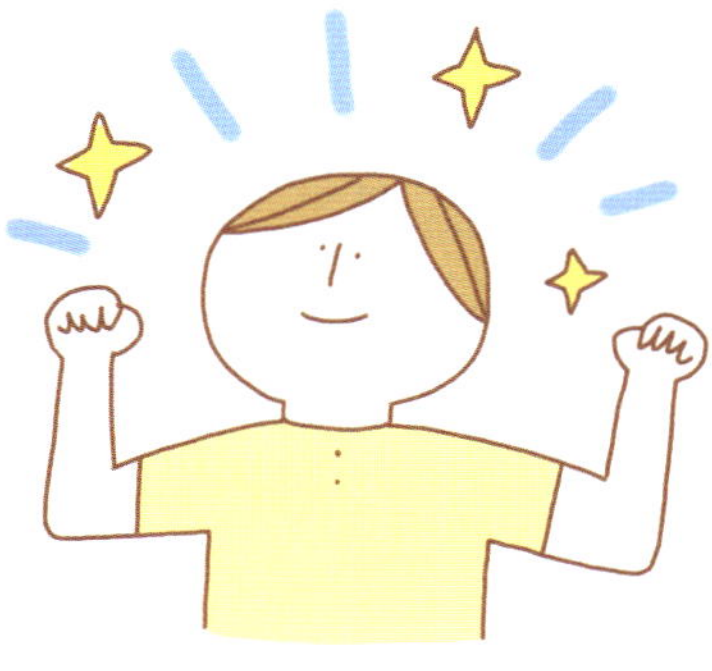

図解《ずかい》　一生《いつしよう》、薬《くすり》がいらない体《からだ》のつくり方《かた》

著　者――岡本 裕（おかもと・ゆたか）
発行者――押鐘太陽
発行所――株式会社三笠書房
〒102-0072 東京都千代田区飯田橋3-3-1
電話：(03)5226-5734（営業部）
　　：(03)5226-5731（編集部）
http://www.mikasashobo.co.jp
印　刷――誠宏印刷
製　本――若林製本工場

ISBN978-4-8379-2751-8 C0030
© Yutaka Okamoto, Printed in Japan
＊本書のコピー、スキャン、デジタル化等の無断複製は著作権法上での例外を除き禁じられています。本書を代行業者等の第三者に依頼してスキャンやデジタル化することは、たとえ個人や家庭内での利用であっても著作権法上認められておりません。
＊落丁・乱丁本は当社営業部宛にお送りください。お取替えいたします。
＊定価・発行日はカバーに表示してあります。